CALLANETICS

SCHNELLKURS FÜR HÜFTE UND PO

CALLAN PINCKNEY

CALLANETICS

SCHNELLKURS FÜR HÜFTE UND PO

Mosaik

Titel der Originalausgabe: Quick Callanetics Hips and Behind
Originalverlag: Vermilion, London
Übersetzung der deutschen Ausgabe: Ursula Fischer
Umschlaggestaltung: Petra Dorkenwald

Der Mosaik Verlag ist ein Unternehmen der Verlagsgruppe Bertelsmann

Satz: Susanne Aßmann, München
Druck und Bindung: Ebner Ulm
Printed in Germany
ISBN 3-576-10261-2

Wegen Informationen über Callanetics-Studio-Franchiseverträge oder Callanetics-Kurse wenden Sie sich bitte an:

Hanspeter Habegger
CALLANETICS® AG
Seestraße 34
CH-8802 Kilchberg-Zürich
Schweiz
Telefon: 41 17 15 50 17
Fax: 41 17 15 07 51

Agnes Maes
CALLANETICS® Studios Belgium
Prinz Boudewijniaan 138
B-2610 Wilrijk
Belgien
Telefon: 32 34 48 06 55
Fax: 32 33 85 00 66

WARNUNG

Jedes Übungsprogramm ist mit Risiken behaftet, und bevor man eines beginnt, sollte man den Rat eines Arztes einholen. Dieses Programm ist für Menschen in gesunder Verfassung gemacht.

FÜR SCHWANGERE

In den ersten drei Monaten der Schwangerschaft darf eine Frau diese Übungen auf keinen Fall ausführen. Während des zweiten und dritten Trimesters erst, wenn Ihre Ärztin oder Ihr Arzt sie zuvor selbst ausprobiert hat, um die Tiefenwirkung der Kontraktionen zu prüfen.

Es genügt nicht, dem Arzt das Buch zu zeigen. Die Übungen sehen sehr leicht aus, doch der Schein trügt in diesem Fall.

Inhalt

EINFÜHRUNG

Willkommen bei Callanetics Schnellkurs für Hüfte und Po! Ob Sie nun schon ein Callanetics-Programm nach einem Buch oder einer Videokassette durchführen – oder ob Sie Callanetics zum erstenmal begegnen: Dieses Buch gewährt Ihnen sichere, schnelle und wirkungsvolle Ergebnisse, wenn Sie es genau befolgen. Millionen Leser haben bei den Übungen des Grundprogramms in meinem ersten Buch bereits entdeckt, daß Callanetics ein sicherer und rascher Weg ist, um die Figur zu verbessern und den straffen, attraktiven Körper zu bekommen, von dem wir alle träumen. Jene, die dieses Programm beherrschen, sind zu den *SuperCallanetics* übergegangen. *Callanetics Countdown*, das im Frühjahr 1993 in Deutschland erscheinen wird, präsentiert ein kürzeres Programm für diejenigen, die einen dicht gefüllten Terminkalender haben und einen allmählichen Einstieg in das grundlegende Einstundenprogramm Callanetics suchen. Die Programme haben internationale Anerkennung gefunden, und die Bücher sind inzwischen in vielen Ländern rund um die Welt erschienen.

Der riesige Erfolg des ersten Buches über Callanetics hat auch zu einer Nachfrage nach Videos geführt: In Deutschland erschienen das *Callanetics Start-*, das *Erfolgs-* und das *Intensiv-Programm*. Nun gibt es eine neue Folge *Callanetics Schnellkurs* mit drei 20-Minuten-Bändern für die *Beine*, den *Bauch* und *Hüfte und Po*. Dieses Buch enthält alle Übungen des Videos *Callanetics Schnellkurs für Hüfte und Po* – und einige mehr.

Wir alle haben ähnliche Probleme und einen kraftvollen, straffen und formvollendeten Körper zum Ziel; doch unsere Körpergestalt unterscheidet sich auch auf vielfältige Weise. Man hat spezielle Probleme in einem bestimmten Bereich und fast keine in einem anderen. Dieses Buch ist für diejenigen geschrieben, die besonders auf die Hüften und den Po achten müssen. Dieses Programm ist speziell dafür gedacht, der fatalen Wirkung der Schwerkraft zu begegnen, die an unserem Hinterteil zerrt und es hängend, breit und schlaff werden läßt. Wenn Sie die Übungen dieses Buches nutzen, die sich ganz auf Hüfte und Po konzentrieren, werden sich bald die Muskeln straffen und diese „Satteltaschen" zum Verschwinden bringen und den Po, der da behäbig hängt wie eine Birne, in eine liebliche Pfirsichform verwandeln.

Seien Sie darauf gefaßt, daß sich zu beiden Seiten des Hinterteils direkt unter der Taille Wulste bilden, sobald der Po gestrafft und gehoben wird. Das braucht Ihnen keinen Schock zu versetzen wie seinerzeit mir! Denken Sie nur daran, in wie vielen Jahren Sie sich diese lästige Fülle zugelegt haben. In kürzester Zeit wird sich diese Partie zur Form eines Kinderpopos runden. Einige Leser werden zu Beginn dieses Trainings auch sehr empfindlich ihre Hüften spüren. Das wird jedoch nach einigen Übungen verschwinden, sobald die Muskeln kräftiger sind.

Entstehung der Callanetics

Ich bin im tiefen Süden der Vereinigten Staaten aufgewachsen, genau gesagt in Georgia, und stamme aus einer alten Familie, den Pinckneys, zu deren Vorfahren der erste Viscount of Surrey zählt: Sie fochten schon mit Wilhelm dem Eroberer bei der normannischen Invasion 1066 in Hastings. Das Leben in alten Traditionen fand ich beengend, aber der Kampfgeist der Pinckneys imponierte mir. Und ich hatte von Anfang an zu kämpfen, denn ich wurde mit einer Rückgratverkrümmung (Skoliose) geboren und mußte sieben Jahre lang Beinschienen tragen, um meine Klumpfüße zu korrigieren. Erst zwölf Jahre Ballettschule haben diese Fehlstellung behoben.

Nach zwei Jahren College beschloß ich, etwas über die Welt zu erfahren. Ich ging zuerst nach Europa und machte mich dann auf, Afrika, Asien und zuletzt den Fernen Osten zu erkunden. Meinen Unterhalt bestritt ich durch schwere körperliche Arbeit, und während langer Fußmärsche schleppte ich noch einen Rucksack mit mir herum, dessen Gewicht mein eigenes überstieg. Mit 1,55 Metern Größe bin ich immer eine ziemlich zierliche Person gewesen. Eine ungesunde Ernährungsweise – zum Beispiel nahrhafte Kekse und vierzig Tassen reichlich gezuckerter Tee täglich in England – brachten mein Gewicht auf 58 Kilogramm. Ich entwickelte das Speckpolster mittlerer Jahre. Später sank mein Gewicht infolge einer Amöbenruhr, die ich mir während meiner Reisen geholt hatte, auf 35 Kilo. Ich büßte jeglichen Muskeltonus ein, strapazierte Rücken und Knie, mein Hintern sackte breit herab, und meine Oberschenkel sahen aus wie Satteltaschen.

Als ich nach elf Jahren in die Vereinigten Staaten zurückkehrte, war ich körperlich am Ende. Schon früher hatten mich Ärzte darauf hingewiesen, daß ich den Rest meines Lebens im Rollstuhl verbringen müßte, wenn ich Rücken und Knie nicht operieren ließe. So weit wollte ich es keinesfalls kommen lassen – aber der Gedanke an Operationsnarben war mir unerträglich. Über ein Jahr konnte ich kaum das Bett verlassen.

Entwicklung der Callanetics

In den Kursübungen, die ich nach der Rückkehr in die Vereinigten Staaten aufnahm, war ich sehr erstaunt darüber, daß die meisten Menschen den Rücken so belasteten. Die Bewegungen waren für mich unmöglich, und so begann ich Übungen zu entwickeln, die meiner physischen Kondition angemessen waren. Während meiner Reisen hatte ich eine große Zahl von Übungstechniken kennengelernt, darunter im Mittleren Osten auch den Bauchtanz, und ich rief mir mein früheres Balletttraining ins Gedächtnis. Nach und nach gelang es mir, meinen Körper langsam und sanft in eine Haltung zu bringen, die Bewegungen ohne Belastungen des Rückens erlaubte. Ich entwickelte eine Methode, statt des Drucks auf den unteren Rücken die Streckung der Wirbelsäule zu üben. Diese Bewegungen wirkten zugleich tief in den Körper hinein auf die

Muskeln und verliehen ihnen in verblüffend kurzer Zeit Form und Tonus. Ich lernte, daß die kreisenden Bewegungen des Bauchtanzes den Beckenbereich lockerten und allmählich dann Bewegungen im Bereich des Kreuzbeins (Sakrum) ermöglichten, wo mir gar keine Flexibilität mehr geblieben war.

Jede Bewegung war fein und präzise abgestimmt in einer Spanne von 6-12 Millimetern – solch winzige Bewegungen waren die einzigen, zu denen mein Körper in dieser Zeit fähig war. Aber diese winzigen Bewegungen konzentrierten sich in den Muskeln auf bemerkenswerte Weise. Ich konnte meine physischen Mängel korrigieren und stellte außerdem fest, daß mein Po straff und glatt wurde, mein Bauch flacher, meine Haltung sich von Tag zu Tag verbesserte und meine Oberschenkel ebenso wie die Innenschenkel und Unterarme fest wurden. In Shorts oder ärmellosen Kleidern fühlte ich mich wieder vollkommen wohl. Mein Körper wurde unglaublich kräftig und um Jahre jünger. Natürlich bemerkten meine Freunde diese Veränderung. Sie wollten mein Geheimnis kennenlernen. Ich führte ihnen meine Übungen vor – und auch hier zeigten sie zuverlässigen und schnellen Erfolg.

Das erste Buch über Callanetics

Ich habe dann elf Jahre lang in kleinen Gruppen Schüler unterrichtet, die durch Bekannte von meinen Übungen gehört hatten. Auch sie haben diese bemerkenswerten Veränderungen am eigenen Leib erfahren, und weil es für meine Übungen keinen Namen gab, haben sie sie „Callanetics" getauft. Und außerdem erklärten sie, ihr Körper fühle sich durch sie „zehn Jahre jünger in zehn Stunden". Sie machten mir Mut, ein Buch darüber zu schreiben, und am Ende rief ich einen Agenten an. Das Buch sei kaum zu verkaufen, sagte man mir. Ich war keine Berühmtheit, kein Topmodell und kein Filmstar. Und zu jener Zeit schien es, als hätte jede Berühmtheit, jedes Topmodell und jeder Filmstar in aller Welt irgendein Schönheitsprogramm auf den Markt gebracht. Außerdem war ich nicht für Aerobics, und Aerobics war in. Doch der Agent war von meinen Übungen überzeugt, und schließlich wurde das Buch zu äußerst bescheidenen Bedingungen an einen Verleger verkauft.

Dann kam die niederschmetternde Erfahrung. Von den paar tausend ausgelieferten Exemplaren wurde mehr als die Hälfte als unverkäuflich retourniert. Der Verleger wollte das Buch verramschen. Ich wußte aber: Wenn ich die Öffentlichkeit erreichen könnte, würden die Leute den Wert meines Programms erkennen und von Callanetics genauso begeistert sein wie meine Schüler. Ich tat alles, was ich nur konnte, um auf das Buch aufmerksam zu machen. Als ich zu einem letzten Fernsehauftritt nach Chicago reiste, geschah das Wunder, und vierzehn Monate harter Mühe um die Buchpromotion zahlten sich aus. Als Ergebnis eines einzigen Fernsehauftritts wurden binnen einer Woche so viele Bücher verkauft, daß es auf Platz 2 der Bestsellerliste der *New York Times* landete. Es behauptete sich dort fast ein Jahr lang. Dieser Erfolg hat sich inzwischen in vielen anderen Ländern wiederholt. Ich werde den Menschen immer dankbar sein, die Callanetics in die Öffentlichkeit brachten; und ich bin all jenen dankbar, die ihren Freunden von den großartigen Ergebnissen dieser Übungen erzählt haben.

Callanetics heute

Heute ist die Zahl der Callanetics-Anhänger Legion, und es werden immer mehr. Während ich dies schreibe, wird das Wort Callanetics in *Collins English Dictionary* aufgenommen: Es definiert Callanetics als „ein System von Übungen mit der Wiederholung kleiner Muskelbewegungen und Kontraktionen zur Verbesserung des Muskeltonus". Und wie kam all dies zustande? Die Antwort ist einfach: durch Ergebnisse. Das Programm wirkt bei Frauen und Männern in jedem Alter und garantiert ohne Verletzungen schnellste Ergebnisse in kürzester Zeit.

Als ich das erste Callanetics-Programm herausbrachte, stellte ich mich selbst als Lehrerin vor. Zur Zeit der Videoaufnahmen war ich 47 Jahre alt. Nun, die Zeit vergeht, heute bin ich 52 und immer noch Lehrerin. Heute bilde ich Lehrer aus, die wiederum andere ausbilden. Callanetics hat einen ungeheuren Aufschwung genommen seit den Tagen, als ich in meinem kleinen Studio an New Yorks Mid-East Side selbst kleine Gruppen unterrichtete.

Im November 1990 wurde ein neues großes Kapitel in der Geschichte der Callanetics aufgeschlagen: die Gründung der Callanetics Franchise Corporation mit Sitz in Denver (Colorado). Seit dem Erscheinen der Bücher und Videos wurde ich mit Anfragen nach Kursen und qualifizierten Lehrern überschwemmt. Es war offenkundig, daß wir ein Programm zur Ausbildung und Zulassung geprüfter Callanetics-Lehrer brauchten. Das schien deshalb besonders dringlich, weil es bereits Kurse gab, die von nicht autorisierten Personen ohne jegliche Gewähr für sachgerechte und wirkungsvolle Ausführung der Übungen angeboten wurden. Nun jedoch können Sie quer durch die Vereinigten Staaten und in Ländern wie Großbritannien, Belgien, Mexiko und Australien, an einem qualifizierten Unterricht durch Lehrpersonen, die richtig ausgebildet und geprüft sind, teilnehmen. Weitere Informationen finden Sie auf der Impressumseite.

Kritik an Callanetics

Es ärgert mich sehr, wenn Callanetics-Programme von Leuten kritisiert werden, die sie nie ausprobiert haben und nicht aus erster Hand über ihre Zuverlässigkeit und Wirkung urteilen können. Das gleiche gilt für sogenannte Experten, die nur ihre eigenen Interessen durch kritische Urteile über Callanetics behaupten wollen. Ich habe immer vorgezogen, anstelle der Unzulänglichkeiten und Gefahren anderer Methoden den nachgewiesenen

Wert der meinen zu betonen. Ich habe immer gesagt und bin auch heute noch der Meinung: Meine einzige Konkurrenz ist die plastische Chirurgie.

CALLANETICS SCHNELLKURS FÜR HÜFTE UND PO

Sie können dieses Buch auf viele Arten nutzen. Es ist klein und kompakt und kann Sie auf dem Weg zur Arbeit, auf Geschäftsreisen oder im Urlaub begleiten – oder wo immer Sie rasch nachschlagen wollen. Wenn Sie einen autorisierten Callanetics-Kurs besuchen, können Sie damit zwischen den Stunden Ihrer Erinnerung nachhelfen. Wenn Sie mit einer Ton- oder Videokassette arbeiten, gibt Ihnen dieses Buch die schriftliche Erklärung, wie die Bewegungen wirken, und hilft Ihnen, sie genau auszuführen.

Das Buch ist in leicht nachvollziehbare Abschnitte gegliedert. Am Anfang steht das Callanetics-Schnellkurs-Programm genau nach dem Ablauf des Videos. Dann folgen einige Fortgeschrittene Übungen für jene, die sich selbst ein Stück weiterbringen wollen. Und sollte Ihnen das Callanetics-Schnellkurs-Programm am Anfang zu schwierig erscheinen, so können Sie sich mit Hilfe des Aufbautrainings rasch für die Übungen fit machen.

Denken Sie immer daran, daß die Bilder dieses Buches Callanetics in Vollendung zeigen: Deshalb braucht es Sie nicht zu kümmern, wenn Sie es nicht sofort genauso gut können. Gehen Sie nur nach Ihrem eigenen Tempo vor!

Dreifach verlangsamte Bewegung

Die Bewegungen sind bei Callanetics winzig, fein, sanft und präzise. Sie werden sehr langsam ausgeführt – ich habe das immer „dreifach verlangsamt" genannt. Stellen Sie sich Callanetics als Meditation durch Bewegung vor. Auf diese Weise erfassen Sie die Tiefe Ihres Körpers und arbeiten die Muskulatur Schicht für Schicht durch. Bewegen Sie sich niemals ruck- oder stoßweise. Machen Sie sich bewußt, wie winzig die Spanne von sechs bis zwölf Millimetern ist, messen Sie es nach! Die Bewegung ist nur ein Impuls. Wenn die Anweisung auf 25 Wiederholungen lautet, dann denken Sie dabei an 25 Impulse. Führen Sie diese Zahl von Bewegungen langsam aus und sanft. Nur wenn Sie sich der Geringfügigkeit und Zartheit der Bewegungen bewußt sind, können Sie Callanetics richtig befolgen. Sie werden dann entdecken, daß Ihre Muskeln genau auf dem Niveau arbeiten, auf dem sie die beste Leistung erbringen. Ärgern Sie sich nicht, wenn Sie öfter eine Pause machen müssen oder anfangs nur wenige Wiederholungen schaffen. Sie werden in sehr kurzer Zeit kräftiger sein.

Nichts erzwingen

Ich muß es betonen, weil es so überaus wichtig ist: Sie dürfen nichts erzwingen. Beim „Stretching" werden sich Ihre Muskeln nur innerhalb ihrer Kapazität dehnen, und darüber hinaus dürfen Sie sie nicht fordern. Wiederholen Sie das

Zusammenziehen – oder Stärken – der Muskeln nur so oft, wie sie es in diesem Stadium zulassen. Das schützt Sie davor, sie über ihre Grenzen hinaus zu beanspruchen. Überanstrengung oder Verletzung könnten sonst die Folge sein.

Seien Sie nicht beunruhigt oder enttäuscht, wenn Sie am Anfang nur zwei oder drei Wiederholungen schaffen – das ist ganz natürlich. Sie werden mit jeder Übungseinheit kräftiger und mehr leisten können. Am wichtigsten ist, daß Sie lernen, Ihren Rücken zu schützen und zu schonen, damit Sie Rückenschmerzen vorbeugen und Rückenproblemen abhelfen.

Kippen des Beckens

Wenn *eine* Bewegung der Schlüssel zu Callanetics ist, dann das Kippen des Beckens: Es stellt die Verbindung zwischen Oberkörper und Unterkörper dar. Straffen Sie die Pobacken, und versuchen Sie, dreifach verlangsamt, die Beckenpartie so zu bewegen oder zu „kippen", als wollten Sie das Schambein zum Nabel bringen. Stellen Sie sich vor, ein Faden sei längs durch Ihr Trikot gezogen. Ziehen Sie sanft dieses Band hoch, und Ihr Becken wird kippen. Diese Bewegung streckt Ihre Wirbelsäule und kräftigt die Bauchmuskulatur, die Muskeln der Innen– und Vorderschenkel sowie des Pos und beim Stehen auch noch die der Waden und Füße. Die Bewegungsfreiheit der Beckenpartie ist von großer Bedeutung, denn davon hängt Haltung, Balance und Ausrichtung des Körpers ab. Außerdem werden dadurch die Hüftgelenke gelockert und fließende Bewegungen möglich. Je mehr Sie das Becken kippen, desto tiefer ist die Kontraktion der Gesäßmuskeln und desto schneller sind die Resultate.

Atmen

Atmen Sie immer ganz natürlich – und denken Sie daran! Viele Leute vergessen beim Üben tatsächlich, Atem zu holen.

Zählen

Bei einigen Übungen lautet die Anweisung: „Zählen Sie bis ..." Sie sollen dann „Eintausend und eins, eintausend und zwei etc." zählen. Wenn Sie es laut tun, haben Sie zusätzlich die Gewißheit, daß Sie das Atmen nicht vergessen!

Entspannung

Spannen Sie Ihren Körper nicht an. Sanftheit soll Ihre Bewegungen leiten. Wenn Sie nichts forcieren, werden Sie die ganze Wohltat einer Übung genießen können, ohne die Muskeln oder sich selbst anzustrengen. Ziehen Sie aus dem geringsten Aufwand an Mühe die größten Ergebnisse. Das heißt nicht, daß Sie die Übungen nicht spüren werden. Sie werden ihre Wirkung in bestimmten Bereichen sehr tief empfinden, ohne dadurch andere Körperteile oder gar den Rücken anzustrengen.

Hingabe
Sagen Sie sich: Dies ist meine Stunde – eine Zeit, die ich ganz mir selbst widme. Denken Sie an schöne und angenehme Dinge, und erlauben Sie Ihren Gedanken, zu schweifen und zu phantasieren. Für alle anderen haben Sie mehr als genug getan. Jetzt sind Sie an der Reihe, sich selbst die gleiche Aufmerksamkeit zu schenken, die Sie sonst anderen Dingen zuwenden. Weil es schnell geht und wirkt, paßt Callanetics in jeden Tagesplan; und weil man keine besondere Ausrüstung dafür braucht, kann man es überall üben. Schon 20 Minuten täglich führen zu Ergebnissen, auf die Sie sehr stolz sein werden. Die anderen Bücher dieser Reihe leisten das gleiche für Beine und Bauch. Dieses Programm ist genau für Sie gemacht. Also gehen Sie's an! Sie werden überrascht sein, wie schnell Sie Resultate sehen und mühelos die vorgesehenen Wiederholungen ausführen können. Und denken Sie daran: *Sanftheit* ist das Schlüsselwort.

CALLANETICS SCHNELLKURS FÜR HÜFTE UND PO

DIE FOLGENDEN ÜBUNGEN

- bringen Po und Hüften wieder in Form
- heben die Pobacken und machen sie rund wie einen Pfirsich
- geben die Festigkeit zurück
- lassen die „Satteltaschen" veschwinden

BEACHTEN SIE: Diese Übungsfolge scheint auf den ersten Blick kompliziert. Lesen Sie den Text genau durch, bevor Sie damit beginnen, damit Sie verstehen, worauf es ankommt. Der Erfolg wird es Ihnen lohnen. Plagen Sie sich nicht damit, die Übungen exakt so auszuführen, wie auf den Bildern dargestellt. Folgen Sie Ihren eigenen Möglichkeiten – das ist genau richtig. Wenn Sie zunächst nur fünf Wiederholungen schaffen, dann ist das Ihr Maß. Werden Ihre Muskeln kräftiger, dann kommen Sie auch besser in Form. Lassen Sie sich nicht entmutigen, denn Sie werden jedesmal mehr Wiederholungen schaffen. Sie arbeiten Ihre Muskeln tiefer und tiefer durch, und in kürzester Zeit wird jede Übung leicht für Sie sein. Es ist ratsam, dabei keine Schuhe zu tragen; Ihr Gewicht ist einfach zu groß.

Denken Sie daran

- Nicht ruck- und stoßweise bewegen
- Nichts erzwingen
- Arbeiten Sie nach Ihrem eigenen Tempo
- Gönnen Sie sich Atempausen
- Sanftheit ist der Schlüssel zu diesen Übungen

Auf und ab

DIESE ÜBUNG

- streckt das Rückgrat
- lockert die Knie

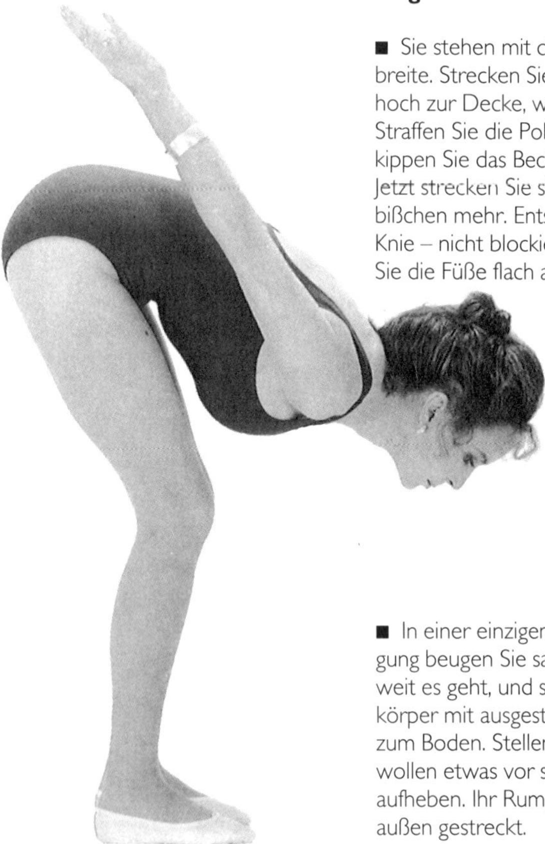

Ausführung

■ Sie stehen mit den Füßen in Hüftbreite. Strecken Sie beide Arme so hoch zur Decke, wie Sie können. Straffen Sie die Pobacken, und kippen Sie das Becken (siehe S. 14). Jetzt strecken Sie sich noch ein bißchen mehr. Entspannen Sie Ihre Knie – nicht blockieren! –, und halten Sie die Füße flach auf dem Boden.

■ In einer einzigen gleitenden Bewegung beugen Sie sanft Ihre Knie, so weit es geht, und senken den Oberkörper mit ausgestreckten Armen zum Boden. Stellen Sie sich vor, Sie wollen etwas vor sich vom Boden aufheben. Ihr Rumpf ist ganz nach außen gestreckt.

- Schwingen Sie sanft die Arme so hoch wie möglich hinter den Rücken. Ihre Knie werden sich dabei leicht strecken, der Po sich mit der Bewegung der Arme zurück und hoch etwas heben.

HINWEIS: Sobald Sie die Arme wie auf der Abbildung zurückgeschwungen haben, erreichen Sie einen der wenigen Augenblicke, in denen Ihr Becken nicht gekippt ist.

- In dem Moment, wo Sie die Bewegung umkehren und in die Startposition zurückführen, straffen Sie wieder den Po und kippen das Becken so hoch es nur geht. Halten Sie es gekippt, bis Ihre Arme hoch zur Decke zeigen.

Wiederholungen

Arbeiten Sie sich vor auf **5**

Achtung

- Wölben Sie den Rücken nicht, wenn Sie die Arme zur Decke strecken.
- Spannen Sie Knie und Füße nicht an.
- Nicht in Schultern oder Nacken verkrampfen.

Nackenlockerung

DIESE ÜBUNG

- lockert Nacken und Schultern
- streckt die Wirbelsäule
- steigert die Beweglichkeit im Nacken
- löst die Spannung im Nacken und zwischen den Schulterblättern

Ausführung

■ Sie stehen aufrecht mit den Füßen hüftbreit auseinander. Entspannen Sie Ihre Schultern.

■ In dreifach verlangsamter Bewegung rollen Sie den Kopf hinab und lassen das Kinn auf der Brust ruhen.

■ Ebenso langsam bewegen Sie nun Ihr Kinn hinüber zur rechten Schulter, so weit Sie können.

■ Dann recken Sie das Kinn ganz hoch zur Decke und strecken sich zugleich hinten im Nacken.

■ Lassen Sie das Kinn sacht wieder zur Brust sinken.

■ Wenden Sie nun Ihr Kinn hinüber zur linken Schulter, und strecken Sie es dort wieder so hoch es geht.

■ Lassen Sie es wieder zur Brust sinken. Das ist eine Folge.

HINWEIS: Denken Sie an die dreifach verlangsamte Bewegung, lassen Sie die Schultern frei zu Boden „fließen" – Ihr Körper ist locker wie der einer Stoffpuppe!

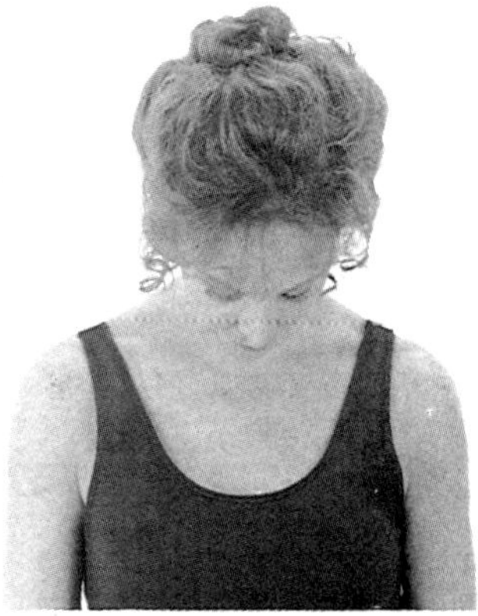

Wiederholungen

4mal nach jeder Seite

Achtung

■ Vermeiden Sie jede harte oder abrupte Bewegung.

■ Sie dürfen die Schultern weder hochziehen noch verkrampfen.

■ Verkrampfen Sie nicht die Kinnlade.

■ Strecken Sie den Bauch nicht heraus, und machen Sie kein Hohlkreuz.

Hochstreckung sitzend

DIE BEIDEN FOLGENDEN ÜBUNGEN

- formen den Po: ein lieblicher Pfirsich statt einer hängenden Birne
- vertreiben das Wabbelpolster
- reduzieren die Satteltaschen – am Ende verschwinden sie
- straffen die Armmuskulatur

HINWEIS: Die Stütze, die Sie bei den folgenden Übungen brauchen, bietet Ihnen jedes solide Möbelstück, wie etwa ein Sofa oder ein Sessel. Suchen Sie sich die für Sie richtige Höhe aus.

Ausführung

■ Sie sitzen auf dem Boden oder einer gepolsterten Unterlage. Das gebeugte linke Knie und den Fuß legen Sie in einem Abstand von 20-25 Zentimetern vor sich auf. Das rechte Knie ist in einer Linie mit der Hüfte gebeugt, der rechte Fuß ruht hinter Ihnen am Boden.

■ Legen Sie die linke Hand auf die Stütze. Ihre rechte Hüfte befindet sich parallel zur Stütze und wird mit der rechten Hand so weit nach vorn gerollt, wie es geht. Dabei dreht sich der Rumpf automatisch nach links, und Ihr Fuß sollte sich vom Boden heben: Sie können mit der Hand nachhelfen. Legen Sie dann auch die rechte Hand auf die Stütze.

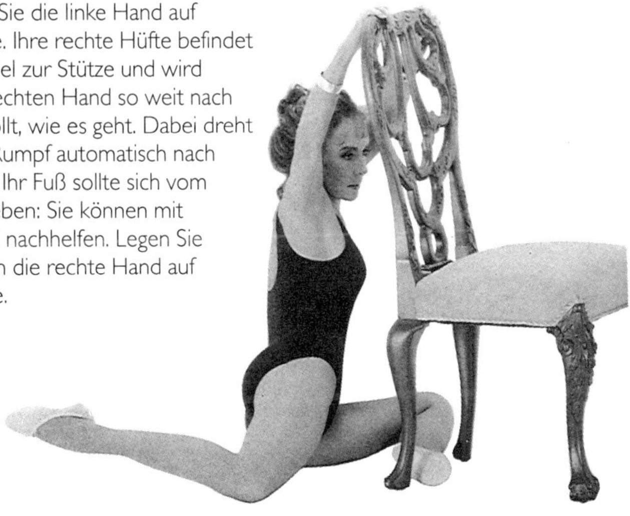

■ Heben Sie das rechte Knie vom Boden, aber nicht mehr als 6-8 Zentimeter. Halten Sie die Hüfte vorgerollt und den Rumpf gerade und entspannt.

■ Bewegen Sie das Knie dreifach verlangsamt um 6-12 Millimeter zurück und vor.

■ Versuchen Sie, den ganzen Körper zu entspannen, auch wenn Sie sich anfangs wie der Teufel an der Stütze festklammern. Wiederholen Sie die Übung auf der anderen Seite.

■ Zu Beginn werden Sie sich wahrscheinlich zur Gegenseite lehnen müssen, um das Knie vom Boden heben zu können. Oder Sie legen eine Hand auf den Boden, um sich abzustützen. Doch am Ende werden Sie ohne jede Stütze perfekt aufrecht sitzen!

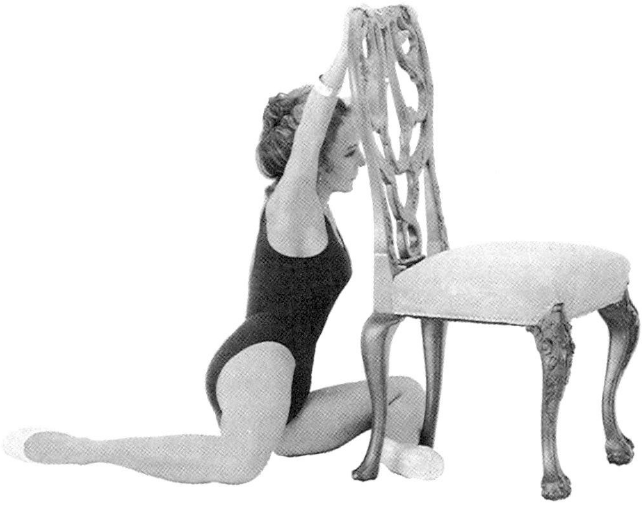

Wiederholungen nach beiden Seiten

Arbeiten Sie sich vor auf **100**

HINWEIS: Je weiter bei den sitzenden Übungen und bei der Seitstreckung kniend Ihre Hüfte vorgerollt wird, desto intensiver wird die Arbeit Ihrer Pomuskeln. Wenn Sie ein Bandscheibenproblem haben, machen Sie den oberen Rücken möglichst rund, oder lehnen Sie sich weit zur Gegenseite, um den unteren Rücken gegen Druck zu schützen.

Denken Sie daran

Sanftheit ist das Schlüsselwort! Entspannen Sie sich zum Boden hin. Machen Sie jederzeit eine Atempause. Arbeiten Sie nach Ihrem eigenen Tempo.

Wenn Sie den Po noch stärker trainieren wollen

Senken Sie den Fuß ein wenig, und richten Sie die Kniescheibe zur Decke – aber ohne daß die Hüfte zurückrollt! Zur Steigerung können Sie Knie und Fuß immer noch ein bißchen heben.

Wenn Ihnen diese Übung leichtfällt

Sitzen Sie aufrechter! Sie können auch die Stütze höher wählen, die Hände höher auflegen. Die Übung wirkt dadurch intensiver.

Wenn es zuviel wird und der Körper verkrampft

Machen Sie eine Verschnaufpause, und rollen Sie sich dann erneut in die Position. Sie können auch die Seiten wechseln – aber achten Sie auf die angemessene Zahl von Bewegungen rechts wie links, ehe Sie zur nächsten Übung weitergehen.

HINWEIS: Den meisten scheint es zunächst fast unmöglich, das Knie vom Boden zu heben – geschweige, es in Impulsen zu bewegen. Doch wenn Ihre Muskeln richtig gekräftigt sind, werden Sie die Hüfte noch weiter vorrollen und dadurch das Knie so tief halten, daß es fast den Boden zu fegen scheint! Dann brauchen Sie auch nicht mehr die Hand, um die Hüfte in Position zu bringen.

Achtung

- Wölben Sie nicht den unteren Rücken.
- Strecken Sie den Bauch nicht vor oder heraus – das krümmt den Rücken.
- Spannen Sie die Beine nicht an.
- Spannen Sie den Nacken nicht an.
- Die Impulsbewegungen sollen wirklich kaum wahrnehmbar sein!
- Der Fuß des bewegten Beins darf nicht auf dem Boden ruhen. Wenn er zu schwer wird, machen Sie eine Pause.
- Ziehen Sie die Schultern nicht hoch.
- Der Rumpf darf nicht vorrücken, wenn Sie die Hüfte nach vorn rollen. Dadurch entstünde Druck auf den unteren Rücken. Halten Sie den Rumpf aufrecht, aber entspannt.
- Ihre Hüfte soll gerade stehen.
- Nicht vergessen: Noch mehr entspannen!

HINWEIS: Wenn Sie unten im Rücken Druck verspüren, gibt es vier Möglichkeiten:
– Sie runden den oberen Rücken.
– Sie lehnen sich mit geradem Rücken zur Gegenseite, so weit es eben sein muß.
– Sie legen eine Hand auf den Boden, um den Rumpf zu stützen.
– Und wenn nichts anderes hilft, straffen Sie den Po und kippen das Becken hoch.

Seitstreckung sitzend

Ausführung

■ Sie sitzen wieder, legen die linke Hand auf die Stütze und das rechte Bein gebeugt vor sich. Die Schultern entspannen.

■ Spreizen Sie das rechte Bein weit ab – ganz gerade und direkt zur Seite in der Linie der Hüfte. Legen Sie die rechte Hand auf die rechte Hüfte, und rollen Sie langsam Hüfte und Bein so weit ein, daß die Zehenspitzen zu Boden weisen (wenn es geht!). Dann die rechte Hand auf die Stütze.

■ Ziehen Sie das rechte Bein zum Körper. Das geht um 8-10 Zentimeter und bringt die Hüfte automatisch nach links, so daß Sie sich leicht zur Seite lehnen.

■ Heben Sie den Fuß – doch nicht mehr als 6-8 Zentimeter.

HINWEIS: Das Vorrollen der Hüfte dreht den Rumpf automatisch nach links und erweckt den Anschein, als habe man das rechte Bein zurückgenommen. Doch der Schein trügt!

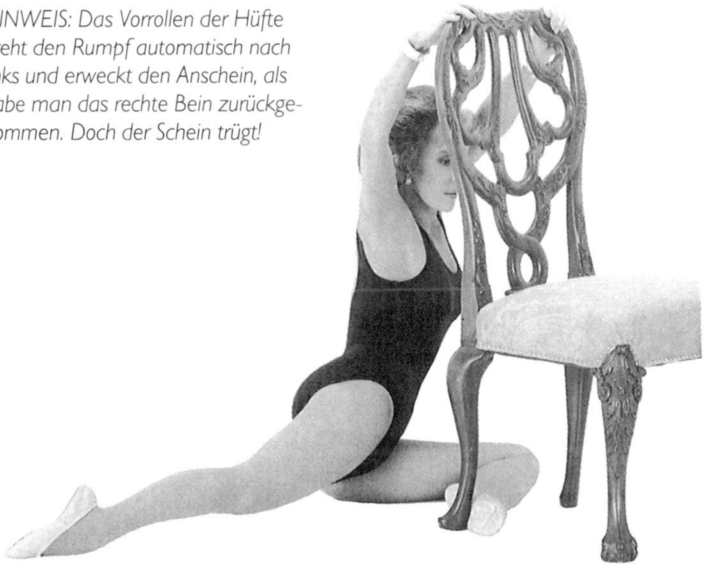

■ Bewegen Sie den rechten Fuß sanft um 6-12 Millimeter auf und ab. Die Bewegung darf so winzig sein, weil die Hüfte so sehr eingerollt ist.

■ Wiederholen Sie die Übung nach der anderen Seite.

Wiederholungen nach beiden Seiten

Arbeiten Sie sich vor auf **100**

Wenn Ihnen diese Übung leichtfällt

Nehmen Sie das gestreckte Bein zurück, ohne die Hüfte zu drehen. Sie können sich auch aufrechter setzen und Ihre Hüfte weiter vorrollen.

Wenn diese Übung schwierig wird

Nehmen Sie das gestreckte Bein langsam ein paar Zentimeter weiter vor. Sie können sich auch einfach zur Gegenseite lehnen oder das Knie beugen. Und wann immer nötig, eine Pause einlegen.

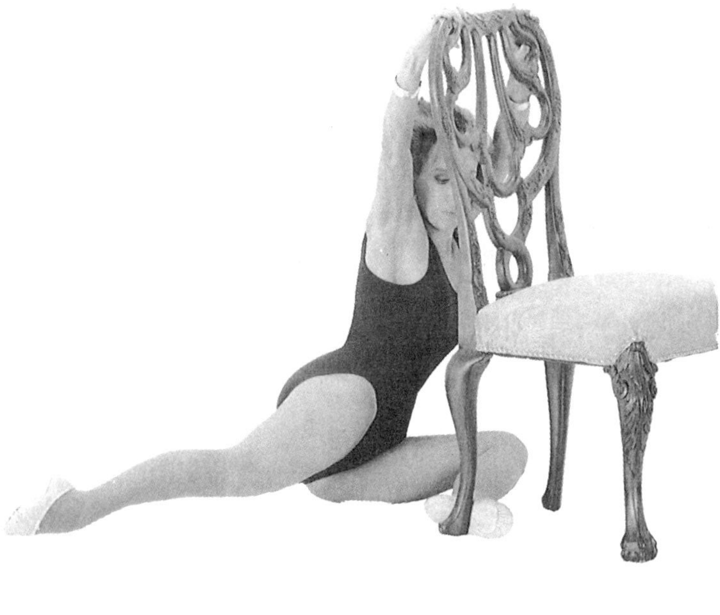

Achtung

- Blockieren Sie nicht die Knie, doch halten Sie das gestreckte Bein sehr gerade.
- Der Rumpf darf nicht vorrücken: Dadurch entstünde Druck auf den unteren Rücken.
- Die Hüfte darf nicht zurücksinken, halten Sie sie weit nach vorn gerollt!
- Wölben Sie den Rücken nicht.
- Halten Sie ein, wenn Sie unten im Rücken Druck verspüren. Sie können dann
  - den oberen Rücken runden,
  - sich zur Gegenseite lehnen, so weit es sein muß,
  - eine Hand auf den Boden legen,
  - den Po straffen und das Becken ganz hochkippen.

HINWEIS: Wenn Sie die ideale Position für diese Übung erreicht haben, werden Sie den Fuß kaum mehr als 2 Zentimeter heben! Solange Ihnen dazu noch die Kraft fehlt, können Sie sich zur Seite lehnen und das Bein höher nehmen – aber nicht mehr als 8 Zentimeter; denn sonst könnten Sie bei Ermüdung das Bein zur Decke drehen und mit den vorderen Schenkelmuskeln arbeiten anstatt mit der Gesäßmuskulatur.

Hochstreckung kniend

Ich werde Ihnen immer wieder sagen: Machen Sie den oberen Rücken rund! Doch wenn Ihre Muskeln kräftig genug geworden sind und die berühmte Beckenkippe Ihnen zur zweiten Natur geworden ist, werden viele von Ihnen feststellen, daß Sie bei diesen knienden Übungen den Buckel nicht länger rund machen müssen.

DIE NÄCHSTEN BEIDEN ÜBUNGEN

- straffen die gleichen Bereiche wie die beiden ersten
- straffen den Schenkel des aufgestützten Beins
- straffen Kniesehnen und Waden beider Beine

HINWEIS: Menschen, die ein Hohlkreuz haben, müssen sich angewöhnen, das Becken noch höher zu kippen, damit sich der untere Rücken nicht wölben kann. Er wird dann nicht gereizt. Vergessen Sie nicht, Ihre Knie durch eine weiche Unterlage zu schützen.

Ausführung

■ Sie knien mit geschlossenen Beinen. Die Hände liegen locker auf der Stütze, und die Ellbogen sind leicht gebeugt. Strecken Sie den Rumpf empor, und lehnen Sie sich dann zurück, bis Ihre Arme gerade sind. Machen Sie den oberen Rücken rund, um die Wirbelsäule zu strecken und die Schultern zu entspannen. Straffen Sie die Pobacken, und kippen Sie das Becken ein.

■ In dreifach verlangsamter Bewegung und ohne die Hüfte zu heben führen Sie jetzt Ihr rechtes Knie zur Seite und aufwärts zur Decke, so hoch Sie können – aber ohne den rechten Fuß zu heben: Er gleitet nur über den Boden.

■ Wenn Sie das Knie nicht mehr höher recken können, heben Sie den Fuß ein klein wenig an: höchstens 5 Zentimeter! Kippen Sie das Becken noch mehr, und entspannen Sie die Schultern.

■ Bringen Sie die linke Hüfte nun ganz leicht nach links, um das Gewicht von der Kniescheibe zu nehmen.

■ Halten Sie den Po direkt über oder oberhalb Ihrer Knie.

■ Je höher das Becken gekippt ist, desto tiefer ist die Kontraktion der Gesäßmuskeln und desto schneller der Erfolg.

HINWEIS: Wenn Sie Ihre Pomuskeln straffen und Ihr Becken kippen, wird das angehobene Bein automatisch nach vorn kommen. Achten Sie darauf, daß Ihr erhobenes Knie hinten bleibt und nicht vor die Linie des anderen gerät, sonst geht der Effekt verloren. Das heißt aber nicht, daß sich diese Hüfte bewegen muß! Und passen Sie auf, daß das Becken gekippt bleibt!

■ Bewegen Sie jetzt sanft Ihr rechtes Knie um 6-12 Millimeter zurück und vor.

■ Üben Sie das gleiche auf der anderen Seite. Und machen Sie eine Verschnaufpause, wann immer Sie es brauchen.

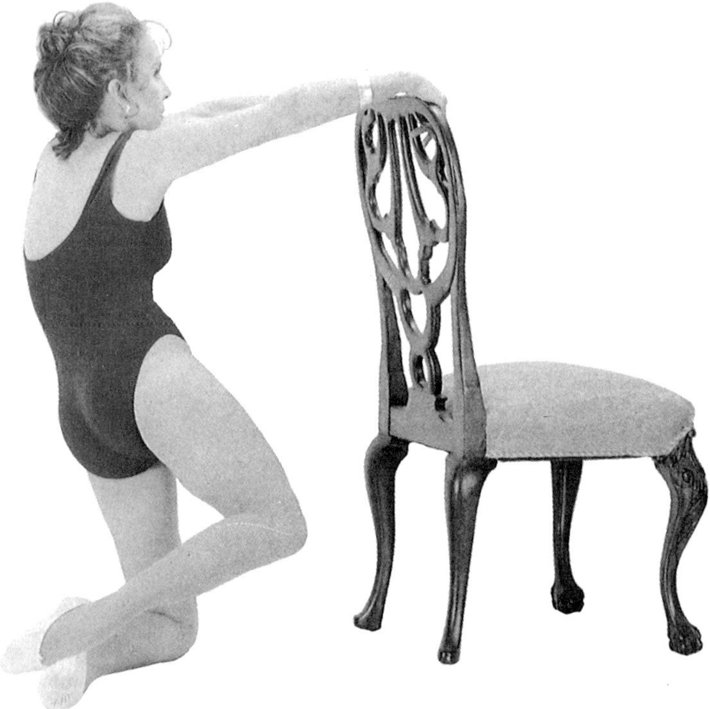

Wiederholungen nach beiden Seiten

Arbeiten Sie sich vor auf **100**

HINWEIS: Wenn Sie genau auf den Enkel meines linken Fußes schauen, erkennen Sie, wie weit er nach rechts gedreht ist. Am Anfang strecken Sie das kniende Bein direkt hinter sich. Später werden Sie imstande sein, den Fuß nach rechts zu drehen.

So ist diese Übung absolut falsch: die Schultern verkrampft, das Kreuz hohl, der Po nicht gestrafft, das Becken nicht gekippt, das Gewicht auf der Kniescheibe… Fürchterlich!

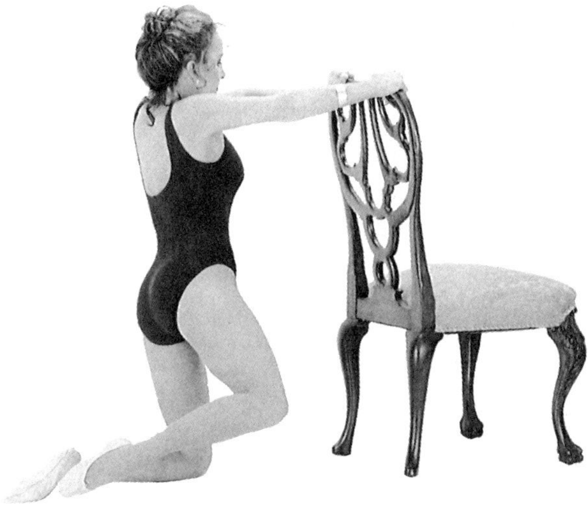

Achtung

- Machen Sie es sich mit dem Becken nicht zu leicht – kippen Sie es wirklich noch mehr als Sie zu können meinen!
- Halten Sie die Arme gestreckt.
- Spannen Sie Rücken und Po nicht an: Der Rücken ist gerade und locker und der Po flach.
- Lassen Sie den Po nicht zu Boden hängen
- Halten Sie ein, wenn Sie unten im Rücken Druck verspüren. Machen Sie dann den Rücken oben noch ein bißchen mehr rund!
- Bewegen Sie nicht Ihre Hüfte, wenn Sie die Impulsbewegungen mit dem Knie ausführen. Konzentrieren Sie sich ganz auf das Knie, winzige Bewegungen vor und zurück. Dabei zeigt es zur Decke und ist hinter der Linie des anderen Knies.
- Ziehen Sie die Schultern nicht hoch – halten Sie sie rund und locker.
- Belasten Sie nicht die empfindliche Kniescheibe mit Ihrem Gewicht, verlagern Sie es seitlich.

Seitstreckung kniend

HINWEIS: Je besser das Becken gekippt ist, desto weniger hebt sich der Fuß vom Boden und desto intensiver arbeiten die Pomuskeln auf den Erfolg hin.
Am Anfang haben Sie das Gefühl, daß Sie den Fuß nie hochkriegen. Halten Sie durch, das kommt ganz unversehens.

Ausführung

■ Sie knien mit beiden Händen auf der Stütze, und lehnen sich zurück, bis die Arme gerade und entspannt sind. Strecken Sie das rechte Bein in einer Linie mit der Hüfte zur Seite.

■ Drehen Sie Ihr rechtes Bein einwärts, bis die Zehenspitzen auf dem Boden liegen – wenn es geht.

■ Straffen Sie den Po, und kippen Sie das Becken so weit wie möglich. Machen Sie den Rücken oben rund. Achten Sie darauf, daß der untere Rücken gerade und entspannt und nicht hohl ist.

■ Jetzt ziehen Sie das rechte Bein zum Körper, und Ihre Hüfte geht ein wenig nach links, damit kein Druck auf die Kniescheibe kommt.

HINWEIS: Wegen des schrägen Kamerawinkels scheint es, als hätte ich das rechte Bein zurückgenommen. Doch es steht genau in Hüftlinie!

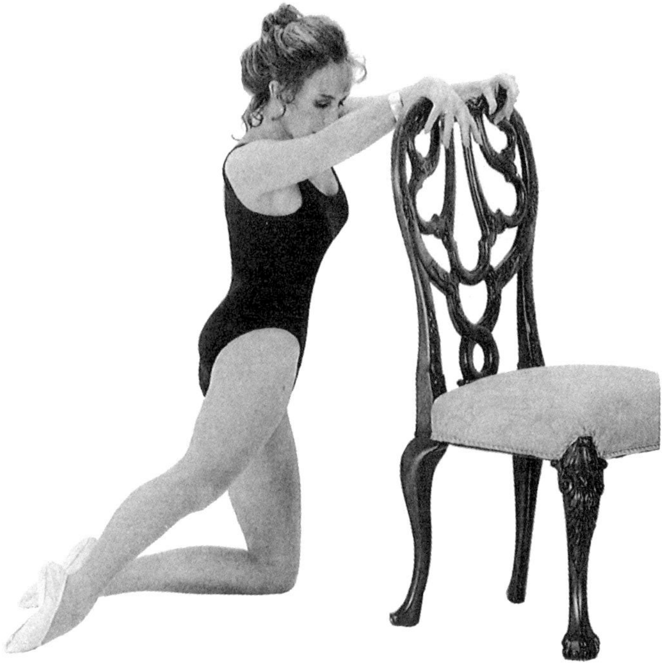

- Kippen Sie noch einmal das Becken, und heben Sie dann sanft den rechten Fuß in einer weichen und winzigen Bewegung nicht höher als 8 Zentimeter vom Boden auf und ab.

- Üben Sie das gleiche auf der anderen Seite. Und machen Sie eine Pause, wenn es nötig ist.

Wiederholungen nach beiden Seiten
Arbeiten Sie sich vor auf **100**

Wenn Ihnen diese Übung zu schwer wird

Machen Sie eine Pause. Wird das angehobene Bein zu schwer, dann nehmen Sie es ein kleines bißchen nach vorn. Sie können auch den Körper mit gestrecktem Rückgrat ein wenig zur Gegenseite lehnen. Denken Sie an ruhiges Atmen. Wenn Sie eine Verschnaufpause brauchen, müssen Sie anschließend wieder die korrekte Startposition einnehmen.

Achtung

- Wölben Sie nicht den unteren Rücken, halten Sie ihn ganz gerade. Und oben machen Sie einen Buckel wie eine Katze.
- Machen Sie es sich nicht zu leicht mit dem Becken. Kippen Sie es ganz hoch, und halten Sie die Hüften gerade.
- Spannen Sie Ihren Körper nicht an. Relaxen Sie vom Kopf bis zu den Zehen, und denken Sie besonders an Nacken und Schultern.
- Blockieren Sie das gehobene Knie nicht – es ist gerade und locker.
- Lassen Sie den Po nicht zu Boden hängen.
- Belasten Sie niemals die Kniescheibe mit Ihrem ganzen Körpergewicht. Und legen Sie besser ein Polster darunter.
- Ihr Po bleibt über dem aufgestützten Knie, nicht dahinter.
- Strecken Sie den Po auch nicht heraus.

Wirbelsäulenstreckung

Nutzen Sie diese Streckübung bei jeder Gelegenheit.

DIESE ÜBUNG

• streckt den ganzen Rücken und die Wirbelsäule und die Muskulatur zwischen den Schulterblättern ebenso wie die der Brust, des Pos, der Hüften und der Außenschenkel

Ausführung

■ Sie liegen auf dem Boden, die Füße hüftbreit auseinander, die Knie angewinkelt.

■ Die Arme strecken Sie aus, beugen Sie im Ellbogen und legen die Vorderarme im rechten Winkel mit offenen Handflächen neben den Kopf. Ihre Handgelenke berühren den Boden kaum, aber Ihre Ellbogen liegen immer auf.

■ Dreifach verlangsamt heben Sie jetzt Ihr rechtes Knie gebeugt zur Brust. Das linke Bein streckt sich sanft, bis es auf dem Boden ruht.

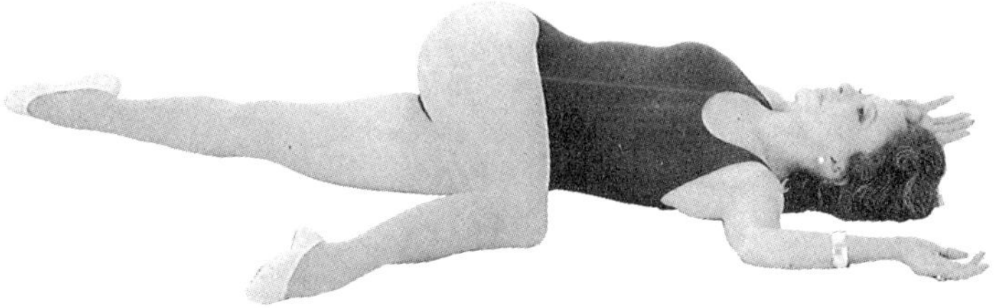

Wiederholungen nach beiden Seiten

Arbeiten Sie sich vor auf **50**

Zur besseren Streckung
Führen Sie das rechte Knie sacht höher zum linken Ellbogen.

Zu noch stärkerer Streckung
Bewegen Sie das ausgestreckte Bein wie auf dem Foto sanft nach hinten.

■ Die Ellbogen bleiben auf dem Boden, wenn Sie jetzt das gebeugte rechte Knie nach links und so weit wie möglich vom Körper wegdrehen. Bewegen Sie dann Knie und Beine langsam 6-12 Millimeter auf und ab.

■ Die Schwerkraft wird Fuß und Knie näher zu Boden ziehen. Am Ende werden Fuß und Bein auf dem Boden ruhen.

■ Um die Streckung aufzulösen und sich zur anderen Seite zu drehen, bringen Sie das gebeugte rechte Knie dreifach verlangsamt zurück zur Brust und setzen den Fuß auf.

■ Nun ziehen Sie das linke Bein an und hoch zur Brust und lassen den rechten Fuß hinab zu Boden gleiten. Das Ganze in einer weichen, fließenden Bewegung.

■ Dann wiederholen Sie die Streckung auf der Gegenseite.

■ Am Ende der Übung ziehen Sie wieder dreifach verlangsamt das gebeugte linke Knie zur Brust, setzen den linken Fuß zu Boden, ziehen auch das rechte Knie an und setzen die Füße nebeneinander flach auf. Dann kommen Sie vorsichtig in den Stand, indem Sie sich auf die Seite rollen und mit Hilfe der Arme sanft erheben.

Achtung

- Zwingen Sie das angezogene Bein nicht zu Boden.
- Heben Sie Ellbogen und Schultern nicht vom Boden.
- Den Körper und besonders den Nacken nicht anspannen.
- Erzwingen Sie nichts. Die Schwerkraft wird die Arbeit für Sie tun.

Sich vom Boden erheben

Es ist eine der schlimmsten Dinge, die Sie Ihrem Rücken antun können, wenn Sie sich mit einem Ruck vom Boden abstoßen und gerade aufstehen. Dabei ist es so einfach, sich in einer fließenden und leichten Bewegung anmutig zu erheben.

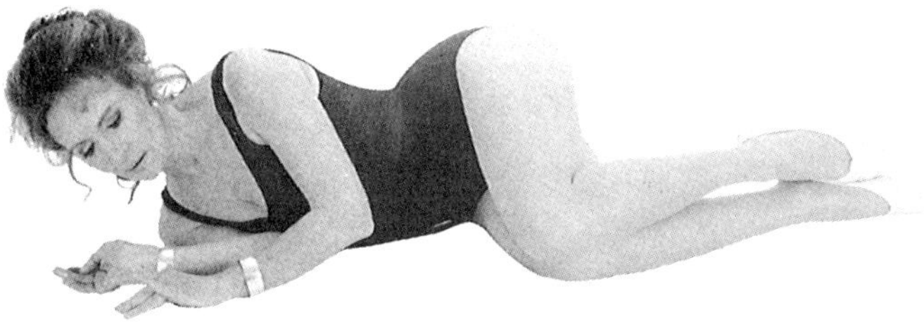

■ Sie liegen mit gebeugten und lockeren Knien flach auf dem Boden und rollen Rumpf und Knie nach rechts.

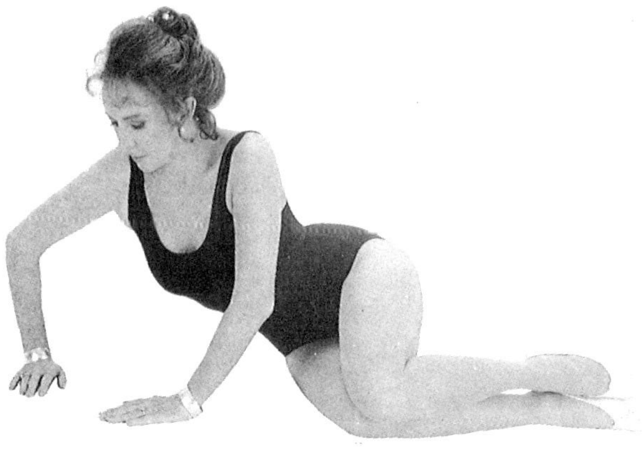

■ Nun legen Sie die Hände auf der rechten Seite zu Boden und heben sich in dreifach verlangsamter Bewegung sanft in eine sitzende Position.

■ Dann bringen Sie sich durch Einsatz Ihrer Arme in eine kniende Lage. Sie ziehen, dreifach verlangsamt, das gebeugte linke Knie hoch, bis der Fuß flach auf dem Boden ruht. Dabei blockieren Sie bitte nicht die Ellbogen.

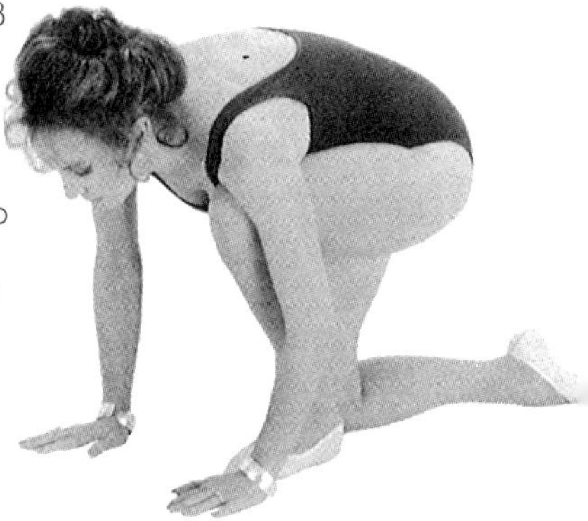

■ Das rechte Bein ziehen Sie ebenso an. Sie straffen den Po und kippen das Becken. Und nun richten Sie sich durch sanftes Strecken Wirbel für Wirbel auf in den Stand.

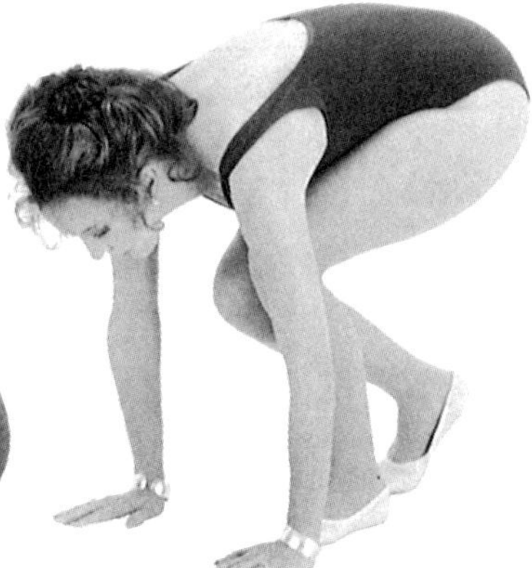

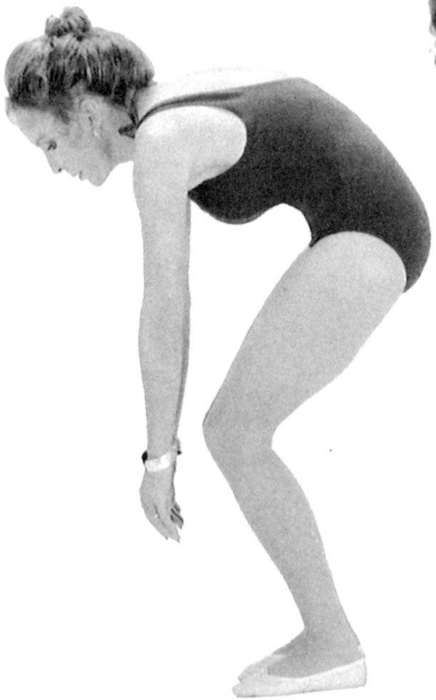

FORTGESCHRITTENE ÜBUNGEN

Wenn Sie das Programm des Callanetics Schnellkurs für Hüfte und Po beherrschen, stellen Sie vielleicht fest, daß Sie Ihrer 20-Minuten-Lektion leicht ein paar weitere Übungen hinzufügen könnten.

In diesem Abschnitt finden Sie eine Menge Übungen, die Sie sich nach Belieben herauspicken können. Die Hochstreckung *stehend* und die Seitstreckung *stehend* arbeiten die Muskeln der Hüfte, der Außenschenkel (Satteltaschen!) und des Pos noch besser durch. Die Beckenrotation, die Beckenschaufel und die Achterdrehung wirken auf die Muskeln des Pos und der Beine und verbessern zugleich Ihre Fähigkeit, das Becken noch höher zu kippen. Die Schenkelstraffung vorn streckt die Frontmuskeln, damit sie nicht so massiv werden und ein langes, schlankes Aussehen erhalten. Diese Übungen sind eine gute Ergänzung zum Callanetics Schnellkurs, denn sie geben Ihnen mehr Kraft bei den speziellen Übungen für Hüfte und Po.

Wenn Sie diese Übungen zuerst zu schwierig finden sollten, zeigt Ihnen das *Aufbautraining* ab Seite 54, wie Sie Ihre Muskeln dafür allmählich fit machen können.

Beachten Sie

Wenn Ihnen die Übungen in irgendeinem Moment schwerfallen, dann legen Sie eine Verschnaufpause ein. Arbeiten Sie nur nach Ihrem eigenen Tempo.

Hochstreckung stehend

Diese Übung wurde von einer Figur des klassischen Balletts abgeleitet, der „Attitüde".

DIE BEIDEN NÄCHSTEN ÜBUNGEN

- formen den Po und geben ihm die ersehnte Pfirsichform
- bügeln den Speck weg
- reduzieren die Satteltaschen und lassen sie allmählich ganz verschwinden
- straffen das Standbein
- straffen Kniesehnen und Waden beider Beine
- strecken die Wirbelsäule

Ausführung

■ Sie stehen an der Stütze und legen für die Balance die Hände leicht auf. Die Ellbogen sind locker gebeugt, die Füße geschlossen.

■ In dreifach verlangsamter Bewegung heben Sie den rechten Fuß und beugen das Knie, das parallel bleibt, zum anderen Bein. Nehmen Sie den Fuß so hoch und weit zur Seite, wie Sie können, ohne die rechte Hüfte nach oben oder vorn zu bewegen. Das rechte Knie bleibt genau in einer Linie mit dem linken, weder davor noch dahinter.

■ Spitzen Sie den Fuß nach hinten, und halten Sie ihn locker. Er soll immer niedriger stehen als das Knie.

■ Beugen Sie leicht das Knie des Standbeins. Straffen Sie den Po, und kippen Sie das Becken. Machen Sie den oberen Rücken rund. Das Knie geht vielleicht ein wenig vor: Führen Sie es behutsam zurück auf die Linie des anderen – aber bewegen Sie nicht die Hüfte.

Wenn diese Übung zu schwierig ist
Bringen Sie das rechte Knie ein wenig nach vorn.

■ Neigen Sie sich aus der Taille seitwärts, und richten Sie die rechte Schulter zum Boden: Schultern und Nacken locker lassen!

■ Halten Sie das Becken möglichst hoch gekippt, und drehen Sie das Knie zur Decke hin, ohne die Hüfte zu bewegen. Dann bewegen Sie Ihr Knie sanft um 6-12 Millimeter zurück und vor.

■ Das gleiche üben Sie auf der anderen Seite.

HINWEIS: Der obere Rücken ist rund und zur Seite geneigt, die Arme sind entspannt. Auch das linke Bein ist gebeugt und locker – und das Becken so hoch es geht gekippt!

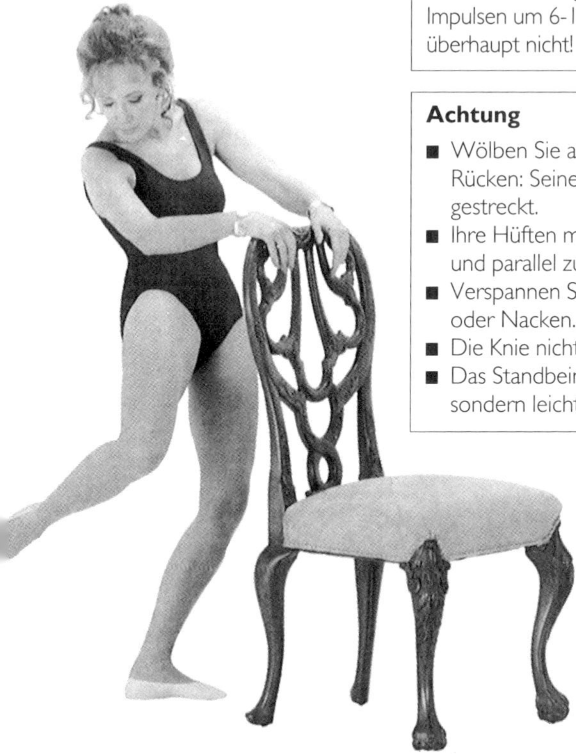

Beachten Sie

Die Hüfte bewegt sich bei den Impulsen um 6-12 Millimeter überhaupt nicht!

Achtung

- Wölben Sie auf keinen Fall den Rücken: Seine untere Partie ist gestreckt.
- Ihre Hüften müssen gerade und parallel zur Stütze stehen.
- Verspannen Sie nicht Schultern oder Nacken.
- Die Knie nicht blockieren.
- Das Standbein nicht strecken, sondern leicht gebeugt halten.

Wiederholungen nach beiden Seiten

Arbeiten Sie sich vor auf **100**

Seitstreckung stehend

Auch diese Übung wurde von einer Figur des klassischen Balletts abgeleitet, der „Arabeske".

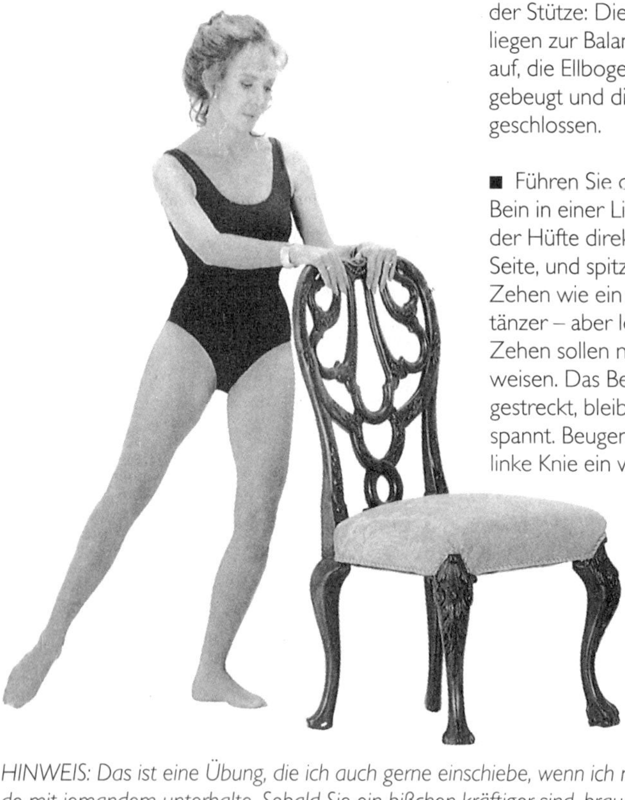

Ausführung

- Sie stehen wieder an der Stütze: Die Hände liegen zur Balance leicht auf, die Ellbogen sind gebeugt und die Füße geschlossen.
- Führen Sie das rechte Bein in einer Linie mit der Hüfte direkt zur Seite, und spitzen Sie die Zehen wie ein Balletttänzer – aber locker. Die Zehen sollen nach vorn weisen. Das Bein ist gestreckt, bleibt aber entspannt. Beugen Sie das linke Knie ein wenig.

HINWEIS: Das ist eine Übung, die ich auch gerne einschiebe, wenn ich mich gerade mit jemandem unterhalte. Sobald Sie ein bißchen kräftiger sind, brauchen Sie dazu keine Stütze: Und dann ist die Bewegung so winzig klein, daß es kaum jemandem auffällt! Sie können dabei den Körper ganz aufrecht entspannt halten.

■ Lassen Sie die Hüfte ein bißchen nach links gehen, und ziehen Sie das rechte Bein zum Körper hin. Normalerweise sind das 10-15 Zentimeter.

■ Straffen Sie den Po, und kippen Sie das Becken hoch.

■ Neigen Sie sich aus der Taille mit der rechten Schulter zum Boden: Aber Nacken und Schultern bleiben locker.

■ Und noch mehr den Po straffen und das Becken kippen.

■ Jetzt bewegen Sie sanft Ihren Fuß 6-12 Millimeter auf und ab.

■ Das gleiche üben Sie auf der Gegenseite.

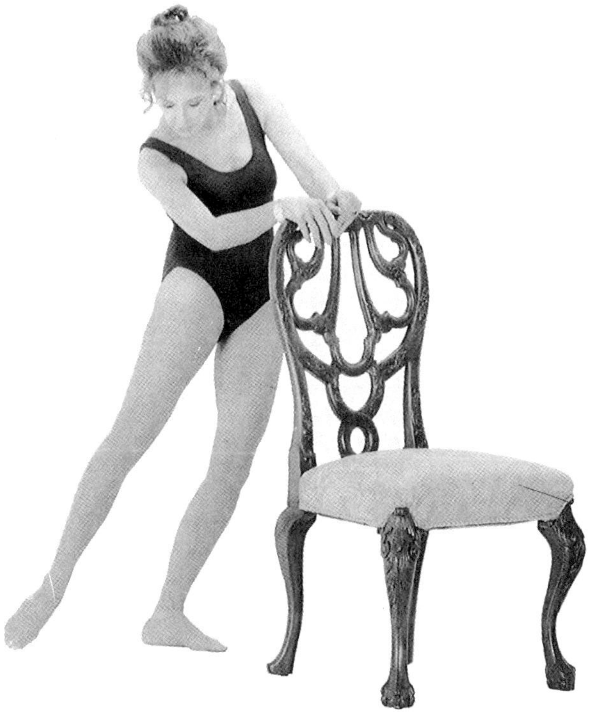

Wenn diese Übung am Anfang zu schwer ist
Beugen Sie das angehobene Bein ein wenig, und nehmen Sie es ein bißchen nach vorn. Sie können auch beides tun.

Wiederholungen nach beiden Seiten
Arbeiten Sie sich vor auf **100**

Achtung

- Spannen Sie nicht die Schultern: Sie haben absolut nichts zu tun.
- Halten Sie die Hüften ruhig und gerade.
- Kein Hohlkreuz machen!
- Geben Sie das Becken nicht frei, es bleibt stets gekippt.
- Weichen Sie nicht aus der Position. Wenn Sie nachlassen oder die Arme einsetzen müssen, legen Sie eine Pause ein. Oder Sie nehmen das Bein ein bißchen nach vorn.
- Die Knie bitte nicht blockieren, aber das gehobene Bein locker führen.

Beckenrotation

HINWEIS: Wenn Sie Probleme mit den Knien haben, können Sie diese Übung auch stehend mit gebeugten Knien ausführen. Die Erfolge werden sich dann nicht ganz so schnell einstellen, doch wie Sie wissen, sind Gesundheit und Sicherheit wichtiger. Die meisten Menschen mit Knieproblemen haben gerade aus den beiden nächsten Übungen großen Nutzen gezogen.

DIESE ÜBUNG

- strafft die Muskeln von Po, Schenkeln und Innenschenkeln, im unteren Rücken, in Bauch und Becken
- streckt Arme und Wirbelsäule
- lockert den Beckenbereich

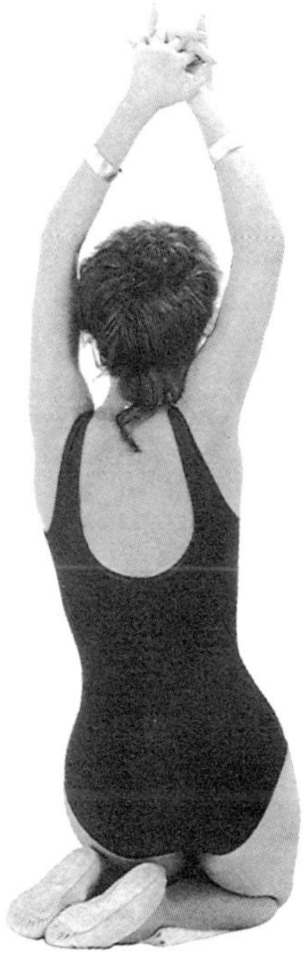

Ausführung

■ Sie legen eine Matte unter und sitzen bequem auf den Fersen. Ihre Knie sind geschlossen und die Beine entspannt.

■ Strecken Sie die Arme über den Kopf, und legen Sie die Hände ineinander. Halten Sie den Rumpf aufrecht – Sie sollen die Streckung im Rücken spüren.

■ Heben Sie den Rumpf 8 Zentimeter von den Fersen. Wenn das noch zu unbequem ist, können Sie auch höher gehen.

■ Wenn Sie auf den Waden Druck empfinden, lehnen Sie den Körper ein wenig vor.

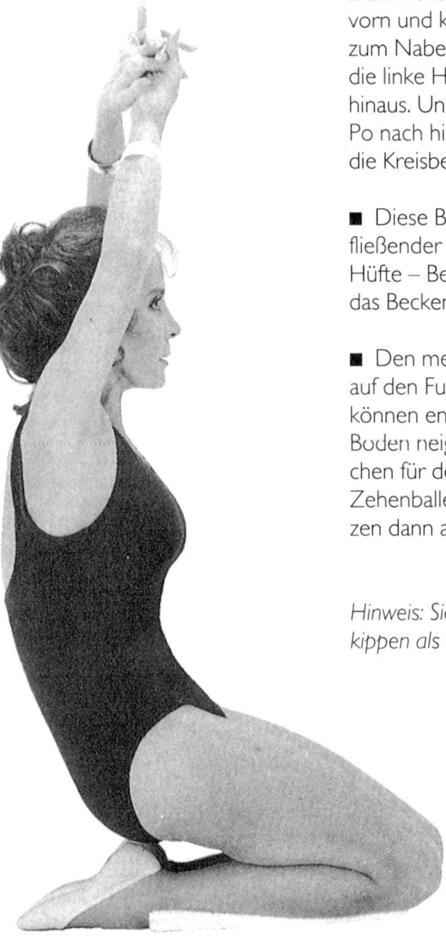

■ Bringen Sie jetzt die rechte Hüfte nach rechts, so weit Sie können. Dann rollen Sie das Becken nach vorn und kippen es zugleich hoch zum Nabel. Nun schwenken Sie die linke Hüfte ganz weit nach links hinaus. Und dann bewegen Sie den Po nach hinten und vollenden damit die Kreisbewegung.

■ Diese Bewegung ist ein weich fließender Kreis:
Hüfte – Becken – Po – Hüfte. Nur das Becken rotiert ununterbrochen.

■ Den meisten fällt es schwer, direkt auf den Fußsohlen zu sitzen. Sie können entweder die Fesseln zum Boden neigen – so entsteht ein Plätzchen für den Po. Oder Sie legen die Zehenballen auf den Boden und sitzen dann auf den gestreckten Fersen.

Hinweis: Sie können das Becken höher kippen als Sie glauben!

Wiederholungen in beide Richtungen

Arbeiten Sie sich vor auf **5**

■ Machen Sie ein paar Sekunden Pause. Dann heben Sie den Po wieder in die Startposition und spüren unten im Rücken die Streckung.

■ Und jetzt wiederholen Sie die Beckenrotation andersherum von links.

Hinweis: Aus diesem Winkel sieht man, wie ich den Po zum Schluß des Kreises nach hinten nehme.

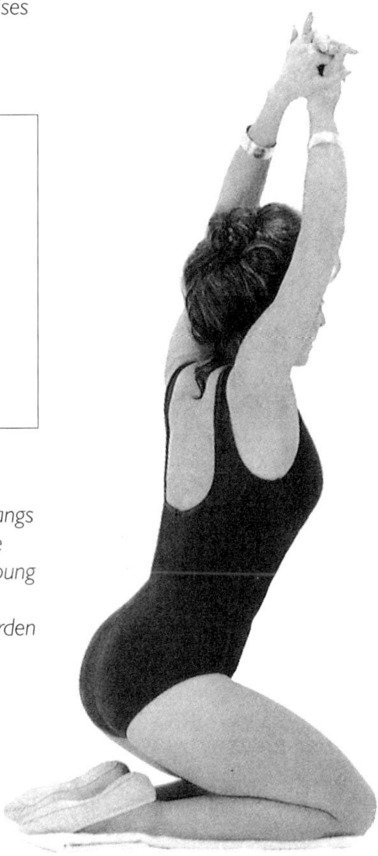

Achtung

- Lassen Sie Ihren Körper ganz locker.
- Wenn Sie das Becken einkippen, dürfen Sie nicht nachschieben. Je mehr Sie es zum Nabel kippen, desto größer der Effekt.
- Legen Sie ruhig Pausen ein, wenn Ihnen danach ist.

HINWEIS: Manche fühlen sich anfangs in den Knien strapaziert. Fahren Sie dennoch sehr behutsam mit der Übung fort, aber nehmen Sie die Knie ein bißchen auseinander. Die Beschwerden vergehen rasch, wenn kein ernstes Problem vorliegt.

Beckenschaufel

DIESE ÜBUNG

• strafft die Beinmuskeln, besonders vorn und innen an den Schenkeln, den Bauch, Po und Waden
• streckt die Wirbelsäule

Ausführung

■ Sie knien auf einer Matte: Die Knie sind geschlossen, Ihre Füße nach hinten gestreckt und die Beine entspannt. Halten Sie auch Arme und Schultern locker und das Rückgrat aufrecht.

■ Heben Sie die Arme hoch über den Kopf, und legen Sie die Hände ineinander. Sie müssen die Streckung unten im Rücken spüren.

■ Senken Sie die Arme vorn um 30 Zentimeter, und machen Sie den Oberkörper ein bißchen rund. Mit gestreckter Wirbelsäule lassen Sie nun den Po zu den Fersen sinken – aber wölben Sie dabei nicht den Rücken.

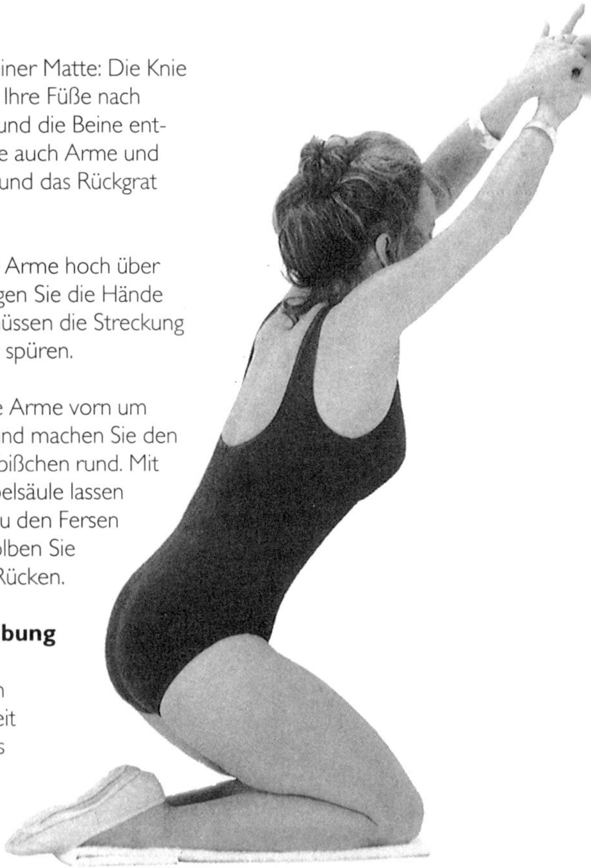

Wenn diese Übung zu schwer ist

Sie brauchen den Rumpf nur so weit zu senken, wie es bequem ist. Sie müssen nicht bis auf die Fersen kommen!

■ Sobald Ihr Po gerade die Fersen berührt, straffen Sie sacht die Pobacken und kippen das Becken in einer langsamen Schaufelbewegung so hoch Sie nur können.

■ Heben Sie die Arme wieder an, bis Sie wie anfangs über dem Kopf stehen.

■ Halten Sie das Becken die ganze Zeit gekippt. Der Po kommt dadurch näher zu den Fersen.

Wiederholungen

Arbeiten Sie sich vor auf **10**

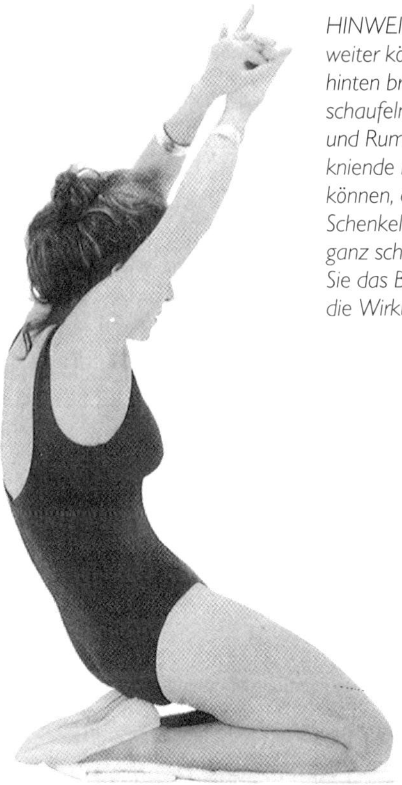

HINWEIS: Je kräftiger Sie sind, desto weiter können Sie Ihre Arme nach hinten bringen, wenn Sie sich „zurückschaufeln". Und je weiter Sie Arme und Rumpf bei der Rückkehr in die kniende Position zurücknehmen können, desto schneller straffen Sie die Schenkelmuskulatur. Das ist freilich ganz schön anstrengend! Und je höher Sie das Becken kippen, desto besser die Wirkung auf die Innenschenkel.

Belasten Sie Ihre Waden nicht. Wenn Sie bei der Rückkehr zur Startposition Anstrengung oder ein Ziehen in den Waden spüren, beugen Sie Arme und Rumpf nach vorn. Wenn Sie die Beckenschaufel regelmäßig üben, werden Sie die Waden bald entspannt halten, ohne auch nur daran zu denken.

Zur Steigerung

Pressen Sie die Knie zusammen, wenn Sie sich „zurückschaufeln".

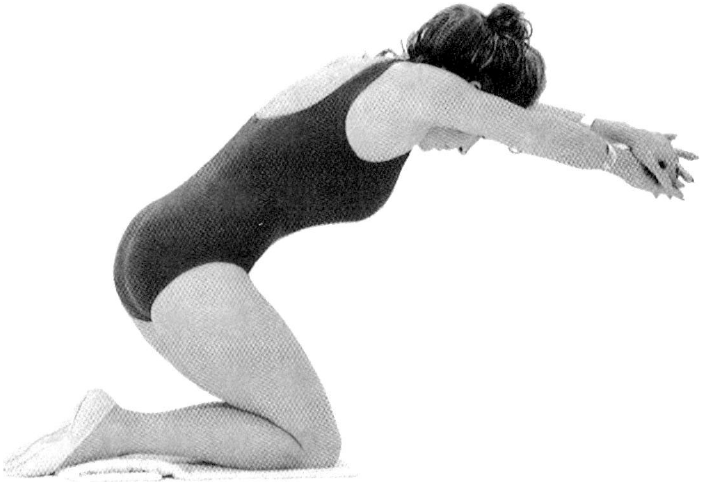

Achtung

- Halten Sie den Körper locker.
- Straffen Sie die Arme nicht nach vorn, und halten Sie Arme und Schultern entspannt.
- Das Becken muß bei der Bewegung zurück gekippt bleiben.
- Machen Sie kein Hohlkreuz, wenn Sie den Po zu den Fersen bringen.
- Auch der Po muß bei der Bewegung zurück gestrafft bleiben.
- Seien Sie nicht hart gegen sich selbst. Machen Sie eine Pause. Entspannen und durchatmen. Und dann nehmen Sie die Startposition wieder ein und fahren fort.

Achterdrehung

Diese Übung wirkt auf genau die gleiche Weise wie die Beckenrotation auf dieselben Muskeln, aber intensiver. Der Bewegungsablauf wird diesmal zu einer gleitenden Achterfigur: eine Hüfte hoch – den Po gegenüber runter und zurück – die andere Hüfte hoch – den Po gegenüber runter und zurück. Nur das Becken bewegt sich. Gehen Sie diese Übung erst an, wenn Sie durch Beckenrotation und -schaufel genug Kraft aufgebaut haben.

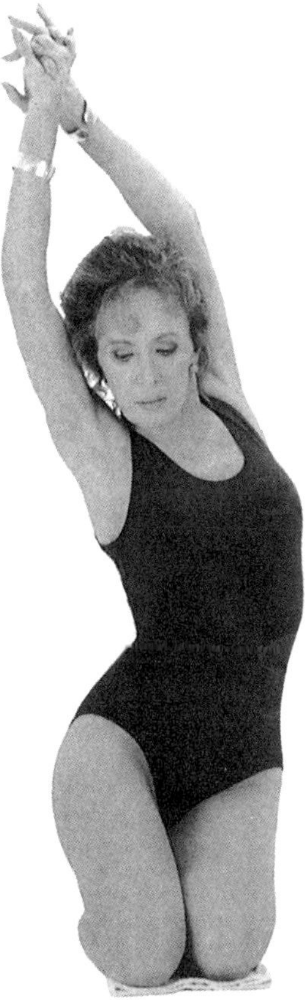

Ausführung

- Sie sitzen auf den Fersen, die Knie geschlossen, die Beine entspannt.
- Heben Sie die Arme über den Kopf, und legen Sie die Hände ineinander. Sie fühlen unten im Rücken die Streckung und halten den Rumpf aufrecht.
- Heben Sie den Rumpf 5-8 Zentimeter von den Fersen, oder höher, wenn das zu anstrengend ist.
- Führen Sie die rechte Hüfte so weit es geht zur Seite. Dann rollen Sie sie vorwärts nach oben. Dabei senkt sich die linke Hüfte automatisch einige Zentimeter nach hinten.
- Dann bringen Sie ie linke Pobacke so weit Sie können nach hinten und runden sanft die linke Hüfte in einem Halbkreis vorwärts und hoch bis zum äußersten Punkt.

Wiederholungen

Arbeiten Sie sich vor auf **5**

Achtung

- Machen Sie kein Hohlkreuz, und strecken Sie den Po nicht heraus.
- Halten Sie den Körper locker.

Schenkelstraffung vorn

DIESE ÜBUNG

- streckt den Nacken, die Bauchmuskeln, die Wirbelsäule und die Schenkel
- strafft den Po, die Innenschenkel und den Bauch

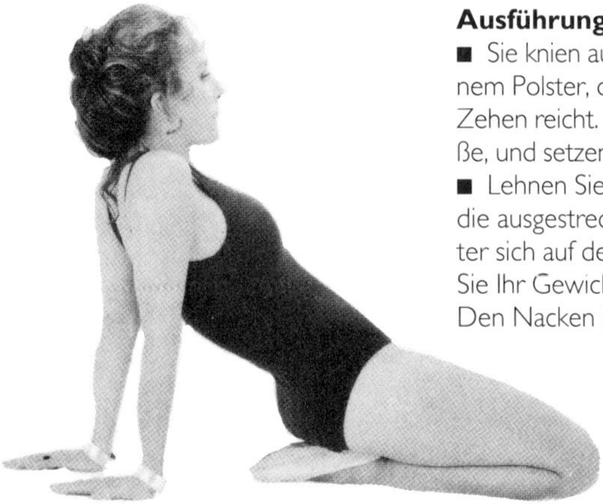

Ausführung

■ Sie knien auf einem Kissen oder einem Polster, das vom Knie bis zu den Zehen reicht. Entspannen Sie die Füße, und setzen Sie sich auf die Fersen.

■ Lehnen Sie sich zurück, legen Sie die ausgestreckten Handflächen hinter sich auf den Boden, und lassen Sie Ihr Gewicht auf die Fersen sinken. Den Nacken lockern.

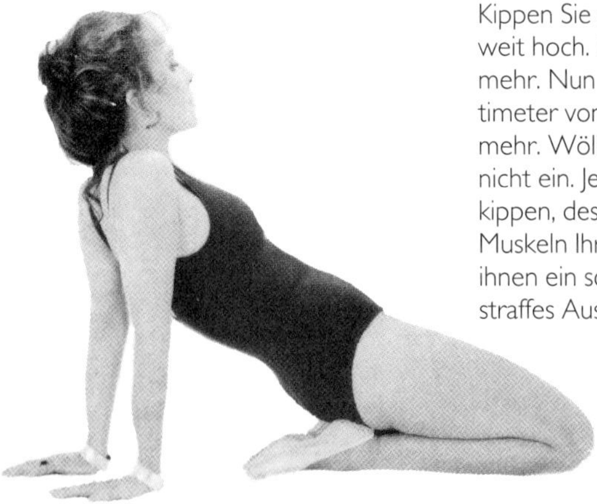

■ So sitzend straffen Sie den Po. Kippen Sie das Becken wieder ganz weit hoch. Dann noch ein bißchen mehr. Nun heben Sie den Po 2 Zentimeter von den Fersen hoch, nicht mehr. Wölben Sie dabei den Rücken nicht ein. Je besser Sie das Becken kippen, desto mehr strecken die Muskeln Ihre Schenkel und geben ihnen ein schlankes, glattes und straffes Aussehen.

- Wenn Sie anfangs nicht hinter sich langen können, legen Sie die Hände seitlich auf.
- Bewegen Sie sich sanft 8-12 Millimeter auf und ab.

Hinweis: Auf der Seite gegenüber ist unten die Startposition zu sehen. Der untere Rücken ist gestreckt und das Schambein zu erkennen: so sehr ist das Becken gekippt. Halten Sie die Knie zusammen und die Schultern locker. Ihr Becken sollte auch noch gekippt sein, wenn Sie auf den Fersen sitzen. Anfangs allerdings ist es etwas einfacher, die Knie ein wenig zu öffnen.

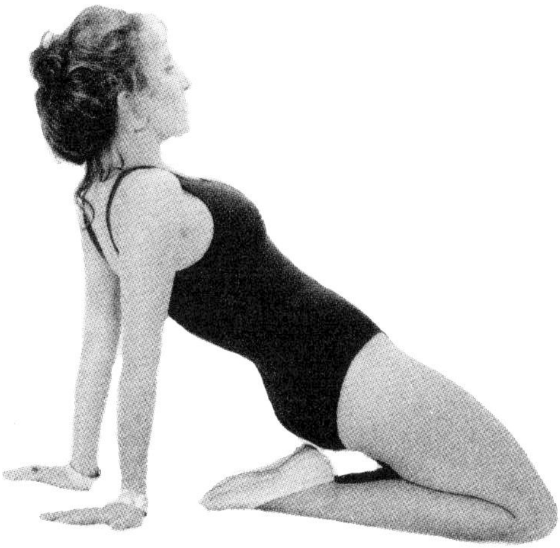

Wiederholungen

Arbeiten Sie sich vor auf **10**

Achtung

- Wölben Sie nicht den Rücken, sondern halten Sie Ihr Rückgrat gerade.
- Verspannen Sie den Nacken nicht.
- Den Kopf nicht auf oder ab bewegen.
- Vergessen Sie nicht, Ihr Becken zu kippen: je mehr, desto besser die Streckung der Schenkel!
- Stützen Sie sich nicht zu sehr auf die Hände, und blockieren Sie die Ellbogen nicht. Die Arme sollen gerade, aber entspannt sein.
- Halten Sie den ganzen Körper locker.

AUFBAUTRAINING

Das folgende Programm soll Ihnen helfen, Ihre Kräfte allmählich aufzubauen, falls Sie anfangs mit dem Callanetics Schnellkurs oder den Fortgeschrittenen Übungen noch Schwierigkeiten haben.

Die Unterarmstraffung, die Hüftstreckung und die Nackenlockerung dienen zur Aufwärmung und lockern Ihren Körper, ehe Sie sich an die speziellen Übungen für Hüfte und Po machen.

I. bis 4. Tag

Unterarmstraffung

Es mag anatomisch nicht korrekt sein – doch mit „Unterarm“ meine ich hier den unteren Teil des Oberarms: also jenen, der dazu neigt, ein bißchen wabbelig und schlaff zu werden. Diese Übung schafft Abhilfe.

DIESE ÜBUNG

- dehnt und streckt den Brustkorb
- strafft die Unterarme
- streckt Wirbelsäule und Brustmuskulatur
- lockert und löst die Spannung im Nacken und zwischen den Schultern

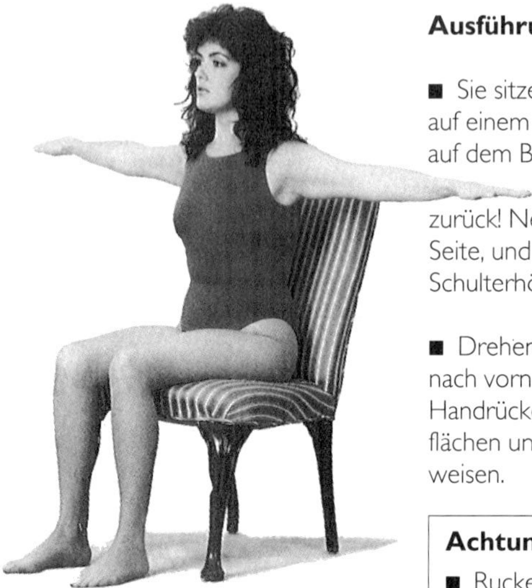

Ausführung

■ Sie sitzen mit gestrecktem Rücken auf einem Stuhl, die Füße bequem auf dem Boden: Lehnen Sie sich nicht zurück! Nehmen Sie die Arme zur Seite, und halten Sie sie ungefähr in Schulterhöhe gerade gestreckt.

■ Drehen Sie die Hände langsam nach vorn und oben, so daß die Handrücken zum Boden und Innenflächen und Daumen aufwärts weisen.

Achtung

- Rucken Sie nicht hin und her mit den Armen!
- Machen Sie kein Hohlkreuz – und strecken Sie den Bauch nicht heraus.
- Blockieren Sie nicht die Ellbogen.
- Verkrampfen Sie nicht die Schultern.

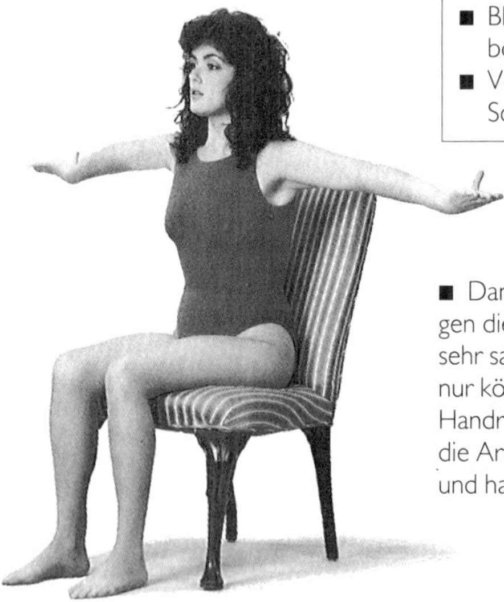

■ Dann lehnen Sie sich vor und bringen die Arme ganz gestreckt und sehr sanft nach hinten, so weit Sie nur können – als wollten sich Ihre Handrücken berühren. Führen Sie die Arme dabei so hoch wie möglich, und halten Sie die Position.

■ Ganz sanft, dreifach verlangsamt, bewegen Sie jetzt die Arme um 6-12 Millimeter näher zueinander. Sie dürfen dabei nicht ruckeln! Nach schon einigen solcher „Impulse" zerrt die Schwerkraft an Ihren Armen, und Kopf und Schulter wollen nach vorn sacken. Seien Sie darauf gefaßt, und achten Sie auf die korrekte Haltung!

■ Am Anfang werden Sie kaum imstande sein, die Arme völlig gestreckt zu halten. (Manche schaffen das nie, das macht aber nichts.)

■ Zum Abschluß lockern Sie sanft die Arme durch Beugen der Ellbogen und kehren in dreifach verlangsamter Bewegung in die Ausgangsposition zurück.

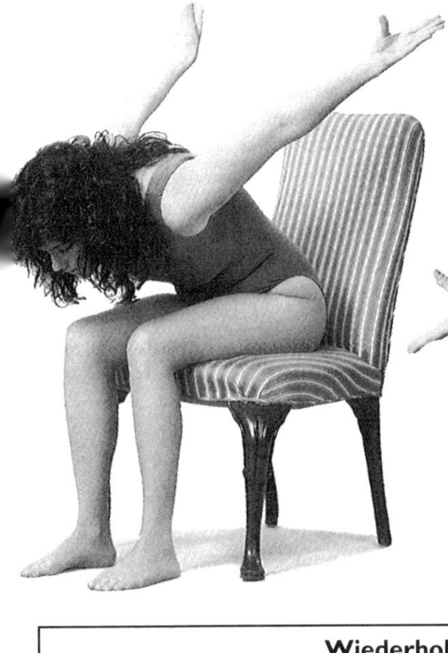

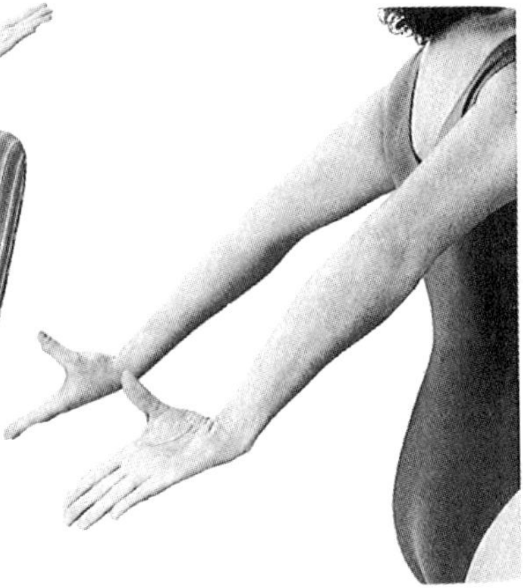

Wiederholungen			
1. Tag	2. Tag	3. Tag	4. Tag
25	**30**	**40**	**50**

Hüftstreckung

Die Alternative zu Hüftgürtel und Korsett!

DIESE ÜBUNG

- streckt Taille, Wirbelsäule, Schulterrücken und Unterarme
- verringert den Taillenumfang

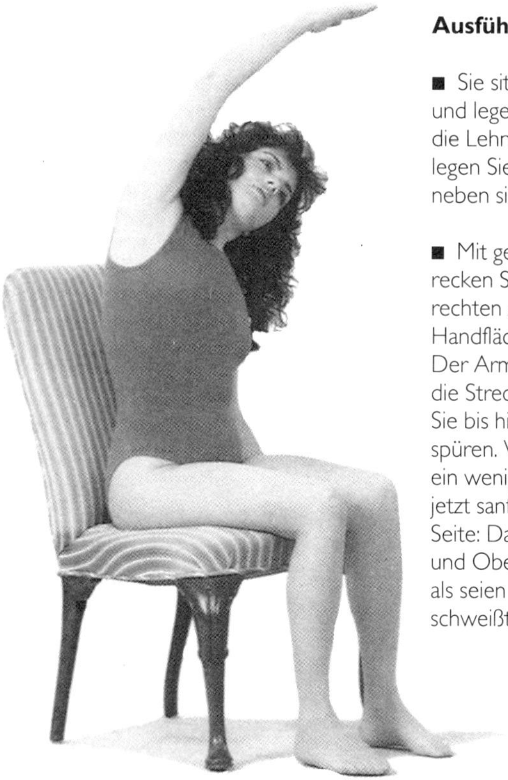

Ausführung

■ Sie sitzen auf einem Sessel und legen den linken Arm auf die Lehne. Wenn es ein Stuhl ist, legen Sie einfach die Handfläche neben sich auf den Sitz.

■ Mit gerstrecktem Rücken recken Sie nun langsam den rechten Arm in die Höhe, die Handfläche zeigt nach innen. Der Arm berührt das Ohr, und die Streckung der Taille sollten Sie bis hinauf in den Unterarm spüren. Versuchen Sie dann noch ein wenig höher zu langen und jetzt sanft hinüber zur linken Seite: Dabei bewegen sich Arm und Oberkörper gemeinsam, als seien sie miteinander verschweißt.

■ Wenn Sie den äußersten Punkt nach links erreicht haben, bewegen Sie sich um 6-12 Millimeter vor und zurück: in dreifach verlangsamter Bewegung und ohne jedes Rucken und Wippen!

■ Wenn Sie die Seite wechseln oder die Übung beenden wollen, senken Sie langsam den Arm und richten sich im Rückgrat wieder zur Ausgangsposition auf.

HINWEIS: Wenn Sie Probleme mit dem unteren Rücken haben oder ein Hohlkreuz, können Sie bei dieser Übung Arme und Körper auch leicht nach vorn neigen.

Achtung

- Wippen Sie nicht bei den Impulsen!
- Verkrampfen Sie nicht in Schultern oder Nacken.
- Machen Sie kein Hohlkreuz, und strecken Sie auch nicht den Bauch heraus.

Wiederholungen nach beiden Seiten			
1. Tag	2. Tag	3. Tag	4. Tag
25	**30**	**40**	**50**

Nackenlockerung

Um die Spannung aufzubrechen

DIESE ÜBUNG

- lockert Nacken und Schultern
- streckt die Wirbelsäule
- hält die Nackenpartie beweglich

Ausführung

■ Sie sitzen aufrecht auf einem Stuhl oder stehen gerade mit lockeren Knien und den Füßen in Hüftbreite nebeneinander. Entspannen Sie die Schultern, bis Sie schier zu Boden fallen, und danach den ganzen Körper. Aber machen Sie kein Hohlkreuz, und strecken Sie auch den Bauch nicht heraus.

■ In dreifach verlangsamter Bewegung strecken Sie nun den Nacken empor. Zugleich lassen Sie das Kinn sinken, bis es auf der Brust ruht. Halten Sie die Kinnlade locker und die Schultern entspannt und gerade.

■ Ganz sanft führen Sie jetzt mit dem Kinn Ihren Kopf zur rechten Schulter, bis Ihre Nase gerade darüber steht. Schauen Sie weit über die Schulter zurück, und strecken Sie den Nacken noch ein bißchen mehr. Dann zählen Sie langsam bis fünf.

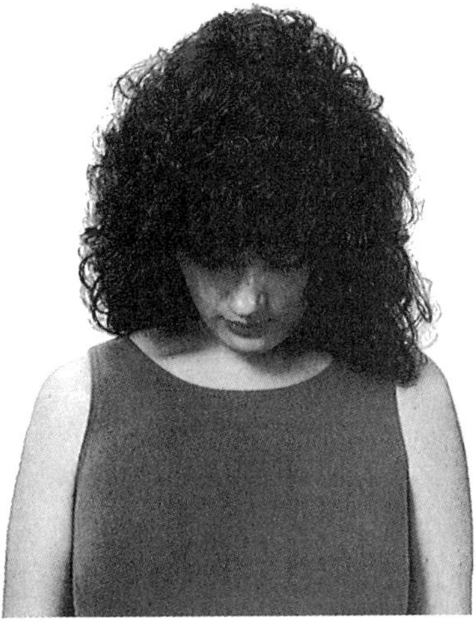
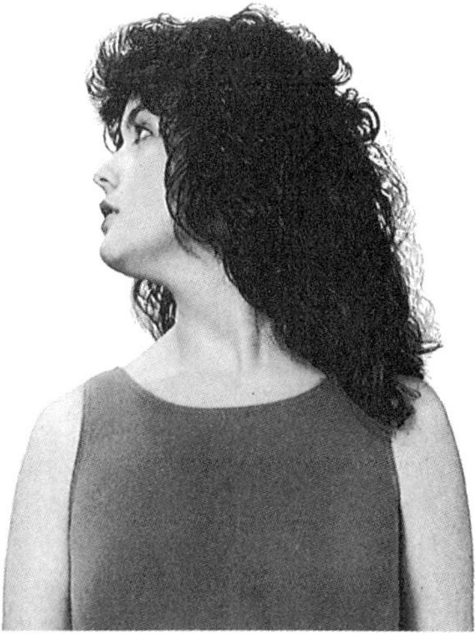

■ Der Nacken bleibt gestreckt, wenn Sie nun das Kinn langsam in einer gleitenden Bewegung zurück zur Brust und hinüber zur linken Schulter führen. Wieder schauen Sie über die Schulter zurück und zählen langsam bis fünf. Dann richten Sie den Kopf sanft geradeaus. Dies gilt als eine Folge.

Achtung

- ■ Vermeiden Sie harte und abrupte Bewegungen, sie könnten Ihrem Nacken schaden.
- ■ Die Schultern nicht hochziehen oder verspannen.
- ■ Verkrampfen Sie die Kinnlade nicht; es hilft, die Lippen ein wenig zu öffnen.
- ■ Blockieren Sie nicht die Knie.
- ■ Strecken Sie weder Po noch Bauch heraus.

Wiederholungen nach beiden Seiten			
1. Tag	2. Tag	3. Tag	4. Tag
2	**2**	**2**	**3**

Hochstreckung sitzend

Da spüren Sie die Wirkung!

DIE BEIDEN NÄCHSTEN ÜBUNGEN

- formen den Po: ein lieblicher Pfirsich statt einer hängenden Birne
- vertreiben das Wabbelpolster
- reduzieren die „Satteltaschen" – am Ende verschwinden sie
- straffen die Armmuskulatur

Ausführung

■ Sie sitzen auf Ihrer linken Pobacke, und das linke Knie ruht angewinkelt vor Ihnen auf dem Boden, die Ferse vor dem Körper. Das rechte Bein ist zur Seite gestreckt, sein Knie unter dem linken Fuß gebeugt, und der Fuß zeigt nach hinten.

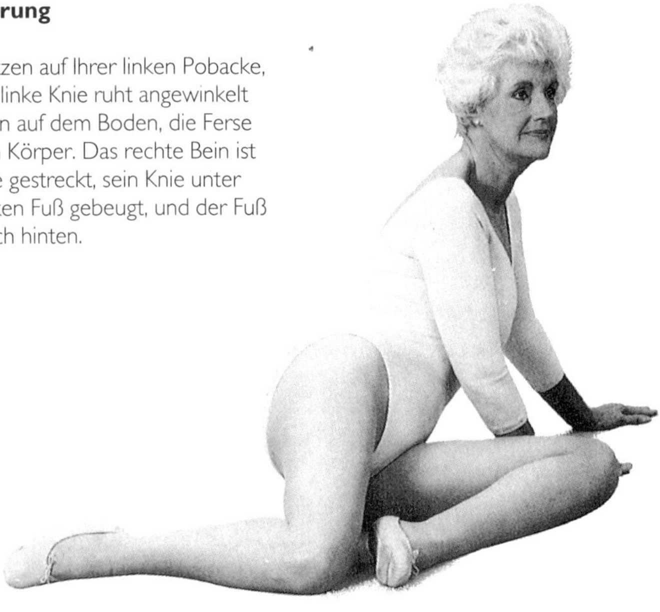

■ Lehnen Sie den Rumpf nach links, und straffen Sie den Rücken, damit Sie ihn nicht wölben. Legen Sie die Hände zwischen Knie und Hüfte auf den Boden; die Ellbogen sind leicht gebeugt.

■ Heben Sie das rechte Bein so an, daß das Knie einige Zentimeter über dem Boden schwebt. Nun bewegen Sie das rechte Bein sanft und dreifach verlangsamt 6-12 Millimeter zurück und vor. Nach den Wiederholungen senken Sie es langsam zu Boden.

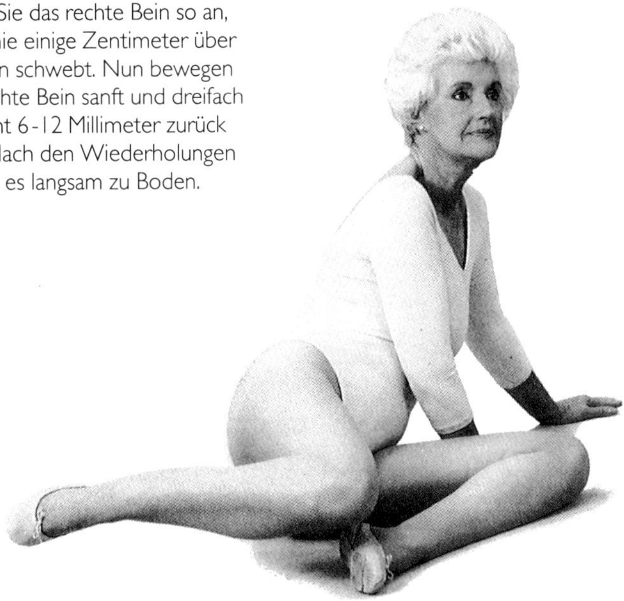

■ Üben Sie das gleiche auf der anderen Seite.

HINWEIS: Diese Übung geht auf die Ballettfigur „Attitüde" zurück. Ich habe sie so abgewandelt, daß sie noch tiefer auf die Gesäßmuskulatur einwirkt. Wenn Sie Schwierigkeiten haben, das Bein anzuheben, legen Sie die Hände etwas weiter vom Körper weg und lehnen sich mehr zur Gegenseite. Das erleichtert das Anheben des Beins.

Achtung

- Strecken Sie den Po nicht heraus.
- Bleiben Sie ganz locker, besonders in den Schultern.
- Drücken Sie den Bauch nicht vor.
- Und kein hohles Kreuz machen!

Wiederholungen nach beiden Seiten

1. Tag	2. Tag	3. Tag	4. Tag
15	**20**	**25**	**25**

Seitstreckung sitzend

Für einen schönen Rücken!

HINWEIS: Vergessen Sie nach der vorigen Übung nicht, vor dieser wieder die Seiten zu wechseln.

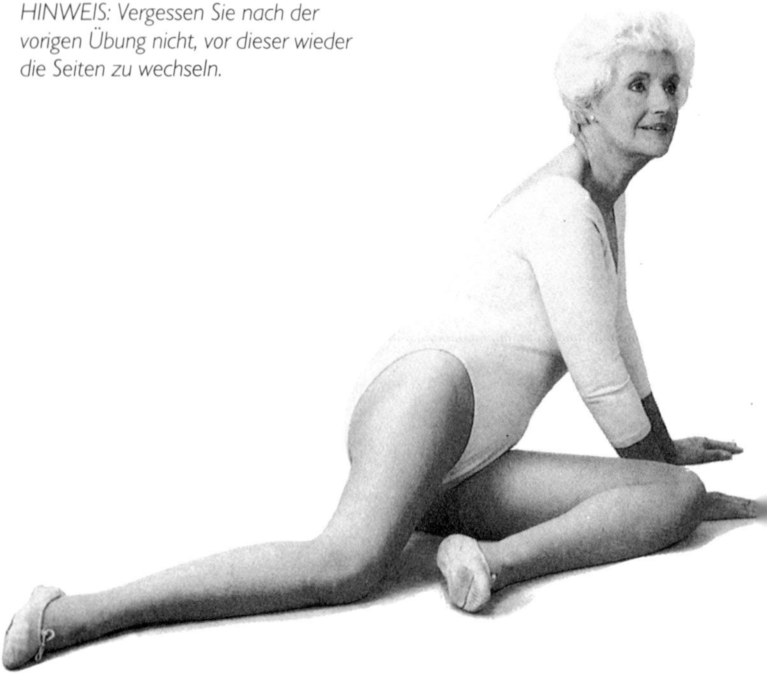

Ausführung

■ Sie sitzen auf der linken Pobacke, und das linke Bein ruht wieder angewinkelt vor Ihnen mit der Ferse ein wenig weg vom Körper. Das rechte Bein ist leicht vor der Hüfte zur Seite gestreckt und das Knie unter dem linken Fuß gebeugt.

■ Lehnen Sie sich zur linken Seite, und legen Sie die Hände zwischen Knie und Hüfte auf, die Ellbogen sind ein wenig gebeugt.

■ Heben Sie nun das rechte Bein so hoch Sie können, doch nicht mehr als 20 Zentimeter vom Boden. Jetzt bewegen Sie das ganze Bein sanft um 6-12 Millimeter auf und ab. Wechseln Sie die Seiten, arbeiten Sie sich auf die vorgeschlagene Zahl der Wiederholungen vor, und machen Sie Pausen, sobald es nötig ist.

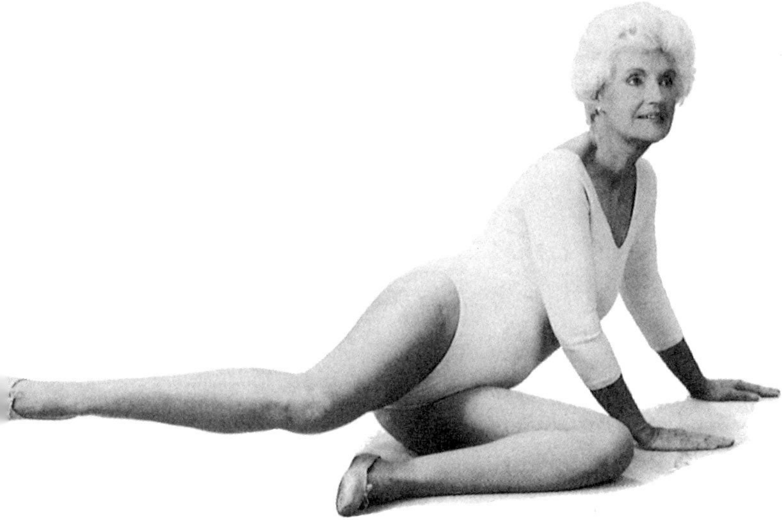

HINWEIS: Lehnen Sie sich so weit zur Seite, wie es für eine korrekte Haltung der Beine notwendig ist.

Achtung

- Strecken Sie den Bauch nicht heraus.
- Den Rücken nicht wölben!
- Verspannen Sie Nacken und Schultern nicht.

Wiederholungen nach beiden Seiten			
1. Tag	2. Tag	3. Tag	4. Tag
15	**20**	**25**	**25**

Beckenrotation

Diese Übung wie die folgende entstanden aus einem Bewegungsablauf, den ich beim Bauchtanz lernte. Die meisten stellen mit Vergnügen die Beweglichkeit zur Schau, die sie speziell aus dieser Übung gewinnen. Sie werden sehen: Elvis Presley hatte die richtige Idee!

DIESE ÜBUNG

- strafft die Muskeln von Po, Schenkeln und Innenschenkeln, im unteren Rücken, in Bauch und Becken
- streckt Arme und Wirbelsäule
- lockert den Beckenbereich

HINWEIS: Fast jedem fällt diese Übung am Anfang schwer, weil diese Rotationen so viele Muskelgruppen des Körpers einbeziehen. Einige von ihnen haben Sie wahrscheinlich nie im Leben beansprucht – und jetzt sollen sie miteinander etwas vollbringen, was ihnen völlig fremd ist! Urteilen Sie also nicht so hart über sich: Tun Sie Ihr Bestes!

Mit jeder Übung bauen Sie die Kraft in diesen verschiedenen Muskeln auf, und binnen kurzem werden Sie diese schönen, fließenden und verführerischen Bewegungen richtig genießen. Die Lockerung des Beckenbereichs ist sehr wichtig, denn dies hat einen enormen Einfluß auf Beine und Rumpf: Wenn dieser Bereich versteift ist, fehlt Ihnen die eigentlich angeborene Beweglichkeit. Die Übung kann Ihnen helfen, die jugendliche Geschmeidigkeit und das freie Gefühl Ihrer Kindheit wiederzugewinnen.

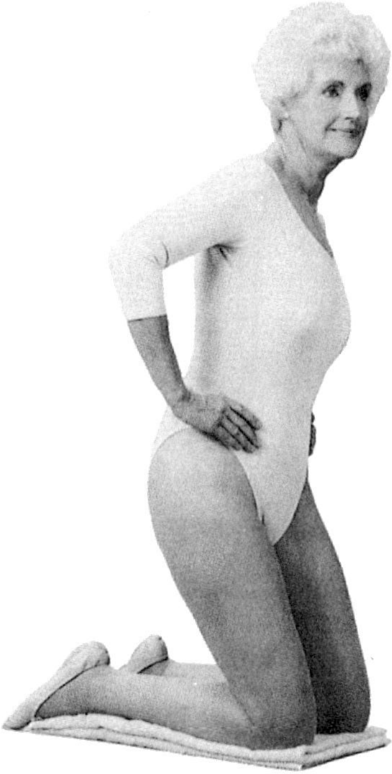

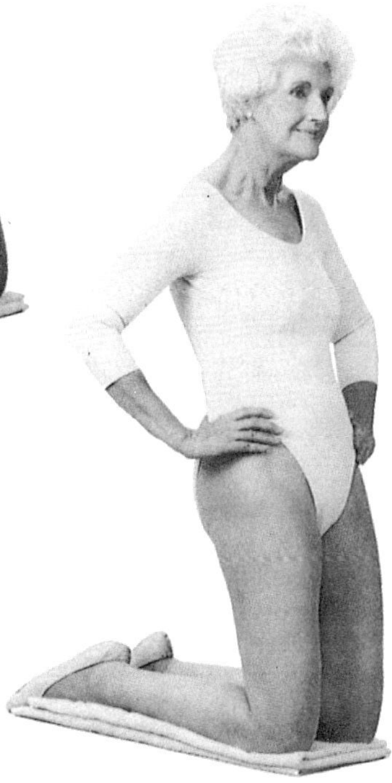

Ausführung

■ Sie knien in Hüftbreite auf einem Kissen oder einer weichen Unterlage, die von den Füßen bis zu den Knien reicht. Legen Sie die Hände auf die Hüften, und senken Sie den Rumpf etwa 8 Zentimeter ab.

■ Nun bewegen Sie, sanft und dreifach verlangsamt, Ihre Hüften (nicht den Körper!) so weit Sie können nach rechts. Dann drehen Sie Ihr Becken langsam nach vorn. Versuchen Sie, es ganz zum Nabel zu kippen, und dann rotieren Sie mit den Hüften so weit es geht nach links.

■ Dann strecken Sie den Po nach hinten – aber dabei machen Sie kein Hohlkreuz, sondern strecken eher den Rücken, so daß Sie es unten in der Wirbelsäule spüren. Dann schließen Sie die Kreisbewegung zur rechten Hüfte.

■ Ganz nach Ihrem eigenen Tempo wiederholen Sie die Rotation nun rechtsherum und dann genau umgekehrt linksherum. Machen Sie eine Pause, wenn Ihnen danach ist.

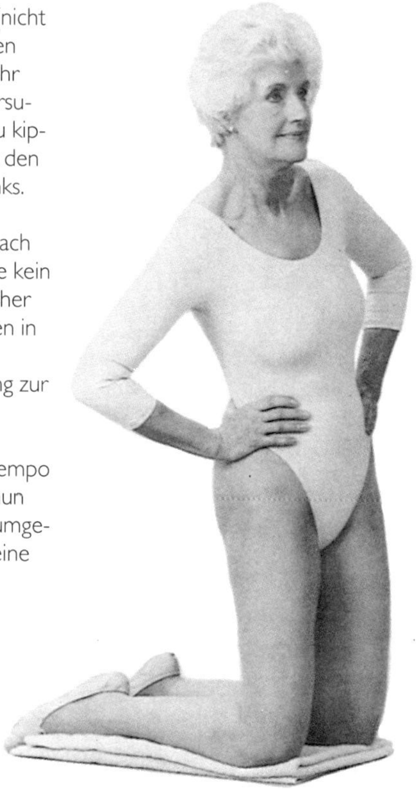

Achtung

- Wölben Sie nicht den Rücken.
- Strecken Sie nicht den Bauch heraus.
- Tun Sie nicht zu viel zu schnell!

Wiederholungen nach beiden Seiten

1. Tag	2. Tag	3. Tag	4. Tag
2	**2**	**2**	**2**

Beckenschaufel

Anmutig, fließend … verschönernd!

DIESE ÜBUNG

- strafft die Beinmuskeln, besonders vorn und innen an den Schenkeln, den Bauch, Po und Waden
- streckt die Wirbelsäule

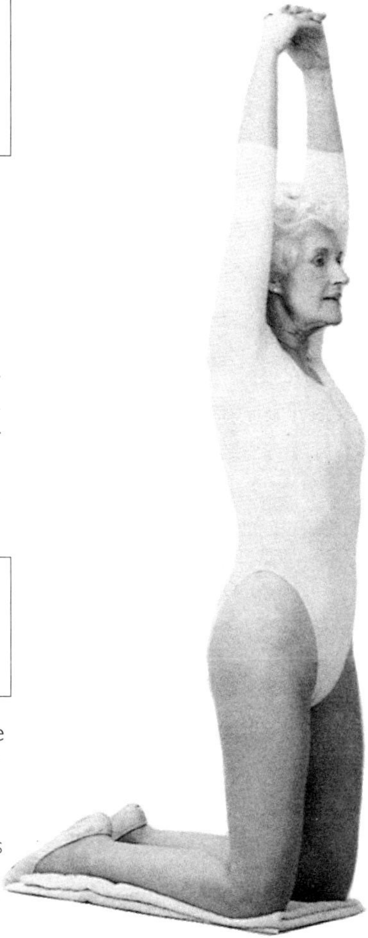

Ausführung

■ Sie knien in Hüftbreite auf einem Kissen oder Polster, das die Beine von Fuß bis Knie schützt.

■ Führen Sie die Arme gerade über den Kopf, legen Sie die Hände ineinander, und strecken Sie Oberkörper und Nacken, als wollten Sie länger werden, bis Sie das Stretching unten im Rücken fühlen.

Achtung

■ Wölben Sie den Rücken nicht.
■ Rucken Sie das Becken nicht hoch.

■ Strecken Sie sich weiter, wenn Sie jetzt langsam den Po 10 Zentimeter senken, die Gesäßmuskeln straffen und allmählich das Becken hochkippen. Zählen Sie in dieser Position bis drei. Ihre Arme werden sich nach vorn bewegen, wenn Sie Ihr Becken kippen.

■ Dreifach verlangsamt und mit gekipptem Becken heben Sie Ihren Körper dann aus den Hüften zurück in die Startposition. Achten Sie auf die andauernde Streckung während dieser ruhigen, wellenförmigen und kraftvollen Bewegungen!

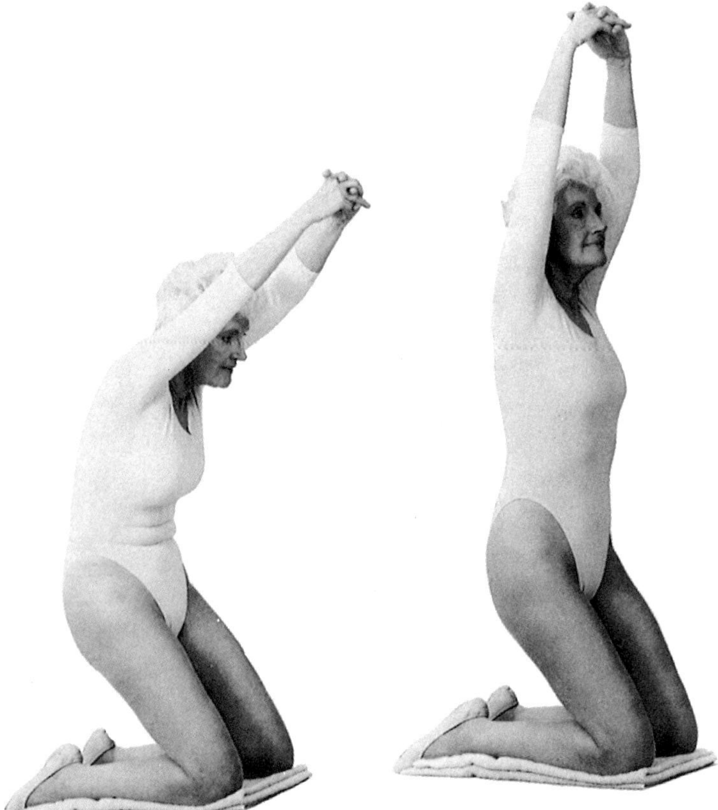

Wiederholungen			
1. Tag	2. Tag	3. Tag	4. Tag
2	**2**	**2**	**2**

Schenkelstraffung vorn

Für straffe, schlanke, schöne Schenkel

DIESE ÜBUNG

- streckt den Nacken, die Bauchmuskeln, die Wirbelsäule und die Schenkel
- strafft den Po, die Innenschenkel und den Bauch

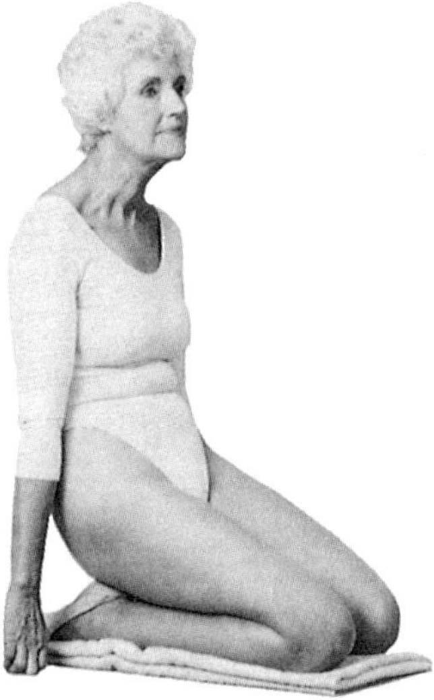

Ausführung

■ Sie knien auf einem Kissen oder einer weichen Unterlage zum Schutz der Beine. Nehmen Sie die Knie zusammen, und setzen Sie sich auf die Fersen. Stützen Sie sich mit den eingerollten Fingerknöcheln neben den Zehen auf dem Boden ab.

■ So hockend straffen Sie den Po und kippen das Becken. Und dann zählen Sie bis …

■ Lockern Sie die Pomuskeln, und richten Sie sich mit Hilfe der Fingerknöchel wieder in die aufrecht sitzende Haltung. Und dann entspannen.

Achtung

■ Wölben Sie nicht das Kreuz, und strecken Sie den Bauch nicht heraus.
■ Halten Sie den Körper locker.
■ Ziehen Sie nicht die Schultern hoch.

Zählen Sie bis

1. Tag	2. Tag	3. Tag	4. Tag
10	**10**	**15**	**15**

Wirbelsäulenstreckung

Um die strapazierten Muskeln zu lockern

DIESE ÜBUNG
• streckt den ganzen Körper und die Wirbelsäule und die Muskulatur zwischen den Schulterblättern ebenso wie die der Brust, des Pos, der Hüften und Außenschenkel

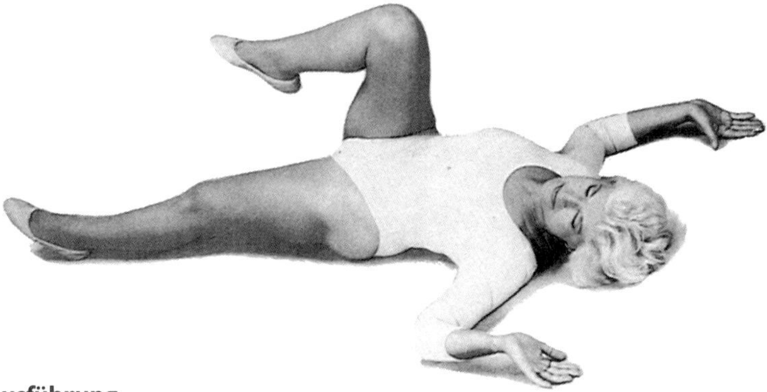

Ausführung

■ Sie liegen auf dem Boden, die Knie gebeugt und mit den Füßen in Hüftbreite flach auf dem Boden. Strecken Sie die Arme in Schulterhöhe aus, und beugen Sie die Ellbogen im rechten Winkel, so daß die Handrücken auf dem Boden ruhen.

■ Ziehen Sie das rechte Knie zur Brust. Lassen Sie den linken Fuß vorwärtsgleiten, bis das ganze Bein auf dem Boden ruht. Das gebeugte rechte Knie führen Sie nun so weit Sie können nach links, so daß der rechte Fuß irgendwo auf dem linken Bein liegt – nur nicht direkt auf der Kniescheibe!

■ Halten Sie das rechte Bein ganz locker, und warten Sie ab – die Schwerkraft wird das Knie nahe zum Boden ziehen. Schultern und Ellbogen halten Bodenkontakt! Und dann zählen Sie…

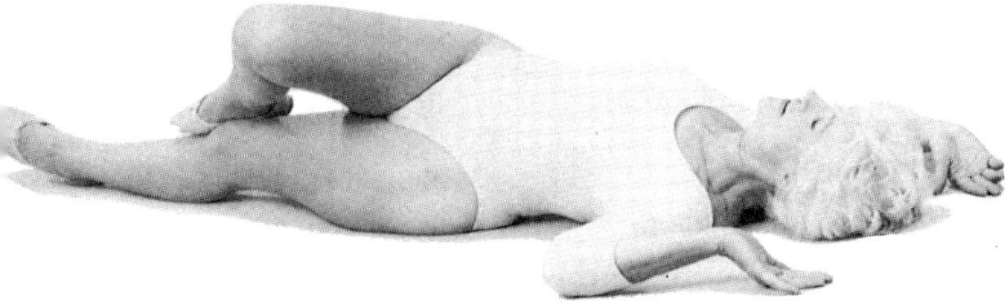

■ Um die Position aufzulösen, führen Sie das rechte Knie gebeugt wieder zur Brust und setzen den rechten Fuß dann langsam zu Boden.

■ Bringen Sie das linke Knie zur Brust, und wiederholen Sie die Übung auf der anderen Seite.

HINWEIS: Wenn Ihre Muskeln kräftig genug sind, können Sie bei zehn das gebeugte Knie 15mal dreifach verlangsamt um einen halben Zentimeter zum Boden und zurück bewegen. Wie Lucy werden Sie anfangs wohl Mühe haben, die Handrücken flach aufzulegen.

Achtung

- Heben Sie nicht die Schultern vom Boden!
- Und auch nicht die Ellbogen!
- Wenden Sie den Kopf nicht zur Seite.
- Das gebeugte Knie nicht ruckend bewegen.
- Forcieren Sie die Streckung nicht.

Zählen Sie auf jeder Seite bis

1. Tag	2. Tag	3. Tag	4. Tag
25	**25**	**25**	**25**

5. bis 9. Tag

Unterarmstraffung

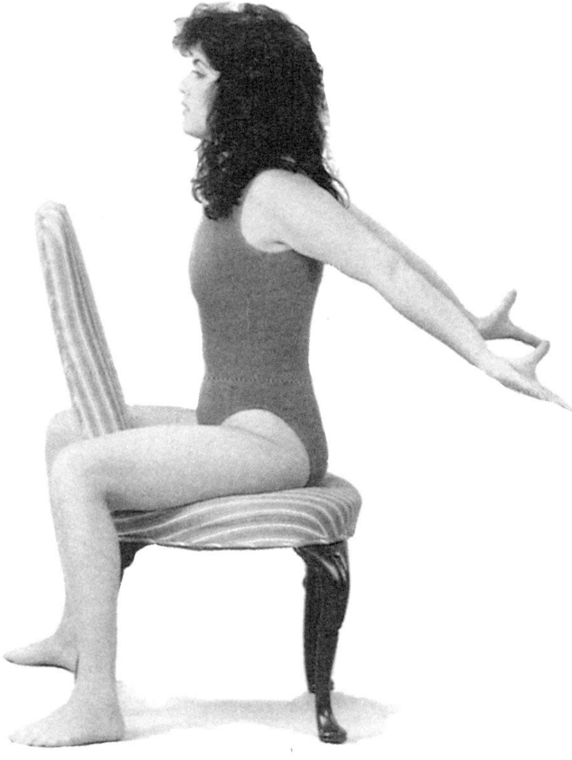

Ausführung

■ Wiederholen Sie die Übung der ersten Tage (S. 55), und halten Sie Kopf und Körper so aufrecht wie möglich. Die Arme werden ganz hoch geführt. Es kann sein, daß Ihnen das jetzt aufrecht sitzend nicht so gut gelingt wie in den ersten Tagen. Wenn Ihr Stuhl eine hohe Lehne hat, müssen Sie ihn umdrehen, damit sie nicht im Weg ist.

HINWEIS: Je mehr Sie die Arme eindrehen, die Handflächen wenden und die Arme hochstrecken – desto mehr spüren Sie diese Übung und desto schneller wirkt sie!

Achtung

- Rucken Sie nicht hin und her mit den Armen.
- Machen Sie kein Hohlkreuz, und strecken Sie den Bauch nicht heraus.
- Blockieren Sie nicht die Ellbogen.
- Verspannen Sie die Schultern nicht.

Wiederholungen				
5. Tag	6. Tag	7. Tag	8. Tag	9. Tag
30	**40**	**50**	**60**	**75**

Hüftstreckung

Ausführung

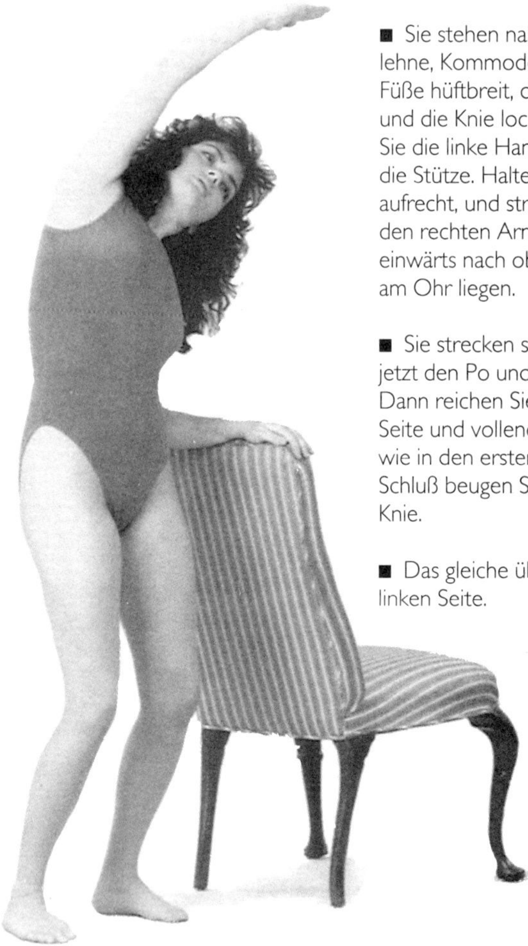

■ Sie stehen nahe der Stütze (Stuhllehne, Kommode oder Tisch), die Füße hüftbreit, der Blick geradeaus und die Knie locker gebeugt. Legen Sie die linke Hand oder den Arm auf die Stütze. Halten Sie das Rückgrat aufrecht, und strecken Sie langsam den rechten Arm mit der Handfläche einwärts nach oben. Der Arm soll am Ohr liegen.

■ Sie strecken sich aufwärts, straffen jetzt den Po und kippen das Becken. Dann reichen Sie hinüber zur linken Seite und vollenden die Übung wie in den ersten Tagen (S. 58): Zum Schluß beugen Sie sich tief in die Knie.

■ Das gleiche üben Sie auf der linken Seite.

HINWEIS: Am Anfang müssen Sie die Übung vielleicht etwas vorgeneigt ausführen und können den Arm nicht so gerade gereckt und am Ohr halten. Mit zunehmender Kraft können Sie sich dann besser zur Seite strecken und werden die Streckung nicht mehr in der Taille, sondern von der Hüfte bis in die Hand spüren!

Achtung

- Nicht wippen!
- Schultern und Nacken nicht verkrampfen.
- Machen Sie kein Hohlkreuz, und strecken Sie den Bauch nicht heraus.
- Blockieren Sie nicht die Knie.

Wiederholungen nach beiden Seiten

5. Tag	6. Tag	7. Tag	8. Tag	9. Tag
30	**40**	**50**	**60**	**75**

Nackenlockerung

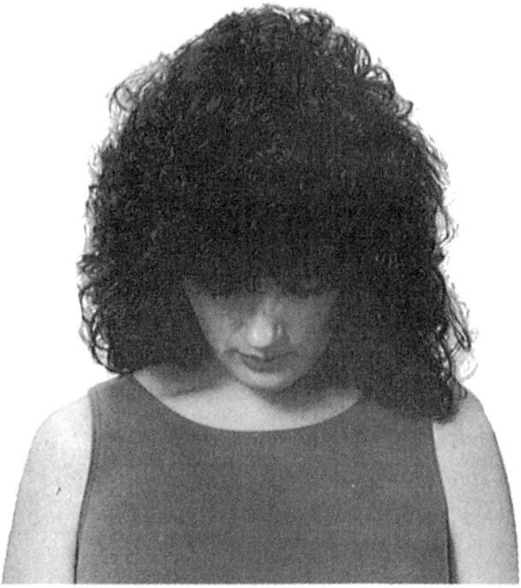

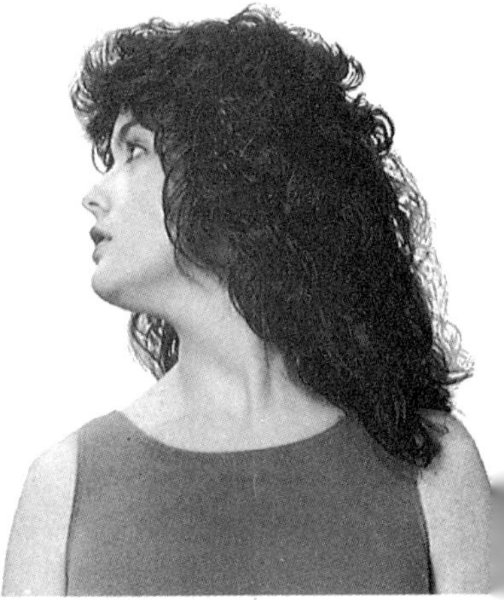

Ausführung

■ Wie in den ersten Tagen (S. 60). Wenn Sie bisher im Sitzen übten, sollten Sie jetzt mit leicht gebeugten Knien stehen. Wenn Ihre Muskeln lockerer werden und sich dann spannen, merken Sie, daß Sie sie weiter strecken können – ohne die Schultern anzuspannen.

Achtung

- Vermeiden Sie harte und abrupte Bewegungen.
- Die Schultern weder hochziehen noch spannen.
- Verkrampfen Sie nicht die Kinnlade.
- Blockieren Sie nicht die Knie.
- Strecken Sie den Bauch nicht heraus, und machen Sie kein Hohlkreuz.

Wiederholungen nach beiden Seiten

5. Tag	6. Tag	7. Tag	8. Tag	9. Tag
3	**3**	**3**	**3**	**3**

Hochstreckung sitzend

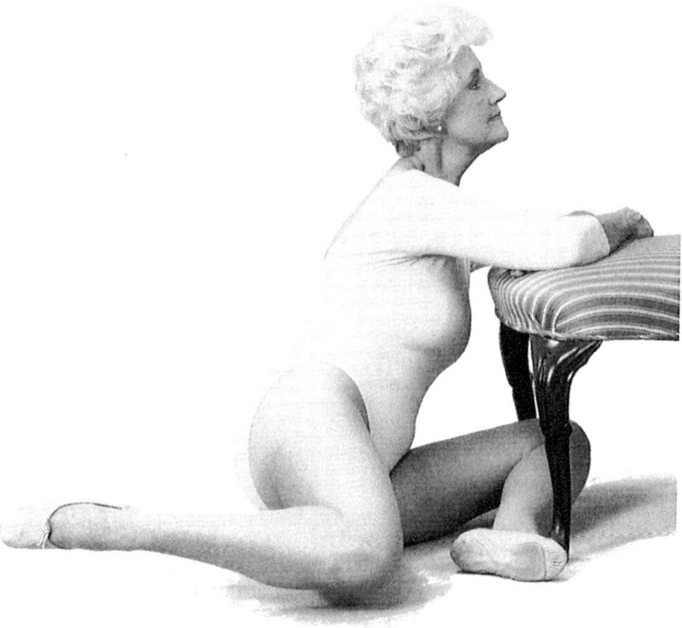

Ausführung

■ Sie sitzen vor einem Sofa oder Stuhl auf der linken Pobacke und ziehen das linke Knie an, so daß die linke Ferse eine Handbreit vom Körper liegt. Das rechte Bein strecken Sie in Linie der Hüfte zur Seite und beugen das Knie, so daß die Zehen locker nach hinten zeigen.

■ Legen Sie Ellbogen und Unterarme auf den Sitz vor sich, und lehnen Sie den Körper nach links. Jetzt heben Sie das rechte Bein – immer in einer Linie mit der Hüfte – um ein paar Zentimeter an und bewegen das Knie dann dreifach verlangsamt 6-12 Millimeter zurück und vor.

■ Nach den Wiederholungen senken Sie das Bein langsam zu Boden.

■ Wenn Ihre Muskeln noch nicht stark genug für die Hebung sind oder Sie den Körper nach vorn neigen, oder gar den Rücken hohl machen müssen: dann lehnen Sie den Rumpf so weit wie nötig zur linken Seite. Wenn die Gesäßmuskeln kräftig genug werden, können Sie den Rumpf allmählich aufrichten.

■ Wechseln Sie die Seite, und üben Sie das gleiche links.

HINWEIS: Wenn Sie Ihr Bein zu hoch heben und das Knie aufwärts richten, arbeiten Sie mehr mit den Schenkelmuskeln als mit dem Po. Es ist dann besser, sich zur Seite zu lehnen oder eine Pause einzulegen. Das Signal sagt, daß die Pomuskulatur noch schwach ist.

Achtung

- Strecken Sie nicht den Po heraus.
- Halten Sie den Körper und besonders die Schultern entspannt.
- Drücken Sie den Bauch nicht heraus.
- Kein hohles Kreuz bitte!

Wiederholungen nach beiden Seiten

5. Tag	6. Tag	7. Tag	8. Tag	9. Tag
30	**35**	**40**	**45**	**50**

Seitstreckung sitzend

Ausführung

- Wie in den ersten Tagen (S. 64), aber diesmal strecken Sie das Bein von der Hüfte aus direkt in einer Linie zur Seite. Fuß, Knie und Hüfte bilden eine Linie – aber forcieren Sie es nicht zu sehr. Und heben Sie das Bein nicht mehr als 15-20 Zentimeter.

- Rechts und links üben!

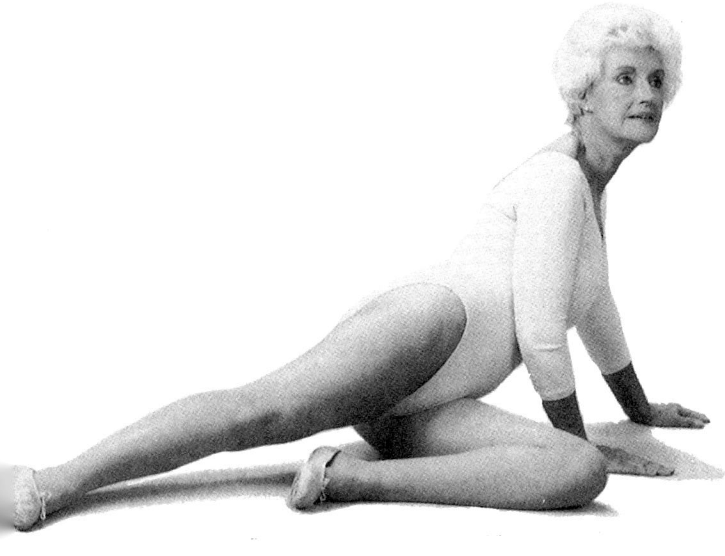

HINWEIS: Wenn Ihre Gesäßmuskeln noch nicht stark genug sind oder Sie ein Hohlkreuz machen müssen, dann lehnen Sie sich so weit zur Gegenseite, wie es das gestreckte Bein verlangt, und achten Sie auf die Streckung unten im Rücken, damit dort kein Druck entsteht. Nach einiger Übung sind Sie kräftig genug, den Rumpf aufzurichten und das Bein mit Leichtigkeit zu heben.

Wiederholungen nach beiden Seiten				
5. Tag	6. Tag	7. Tag	8. Tag	9. Tag
30	**35**	**40**	**45**	**50**

Achtung

- Strecken Sie den Bauch nicht heraus.
- Wölben Sie nicht das Kreuz.
- Spannen Sie Nacken und Schultern nicht an.
- Blockieren Sie nicht die Knie.

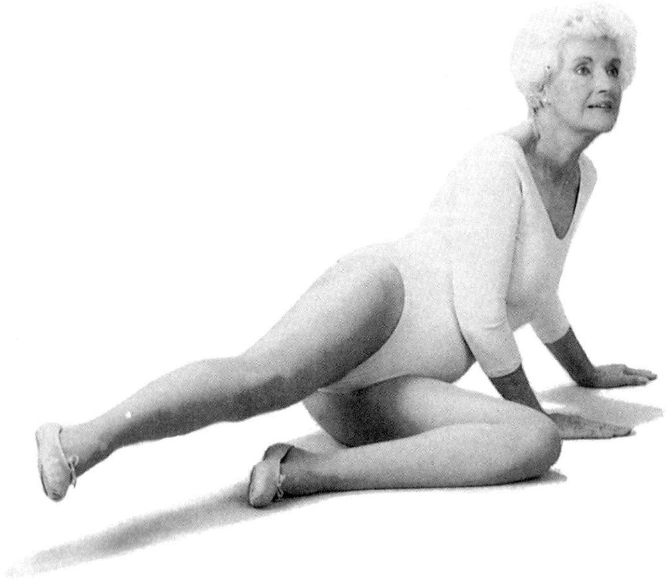

Beckenrotation

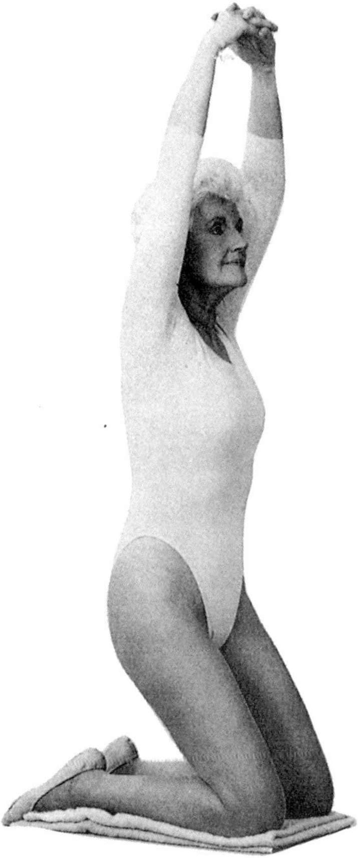

Ausführung

■ Wie in den ersten Tagen (S. 66), aber diesmal bringen Sie die Arme hoch über den Kopf, legen die Hände ineinander und versuchen, den Oberkörper bis zu dem Punkt zu strecken, an dem Sie das Stretching unten im Rücken spüren. Dann senken Sie den Körper um 15 Zentimeter und fahren wie üblich fort.

HINWEIS: Am Anfang üben Sie diese Bewegung dreifach verlangsamt. Später können Sie Ihr Tempo allmählich steigern.

Achtung

- Machen Sie kein Hohlkreuz.
- Strecken Sie den Bauch nicht heraus.
- Versuchen Sie nicht zu viel zu schnell.

Wiederholungen in beide Richtungen				
5. Tag	6. Tag	7. Tag	8. Tag	9. Tag
3	**3**	**3**	**3**	**3**

Beckenschaufel

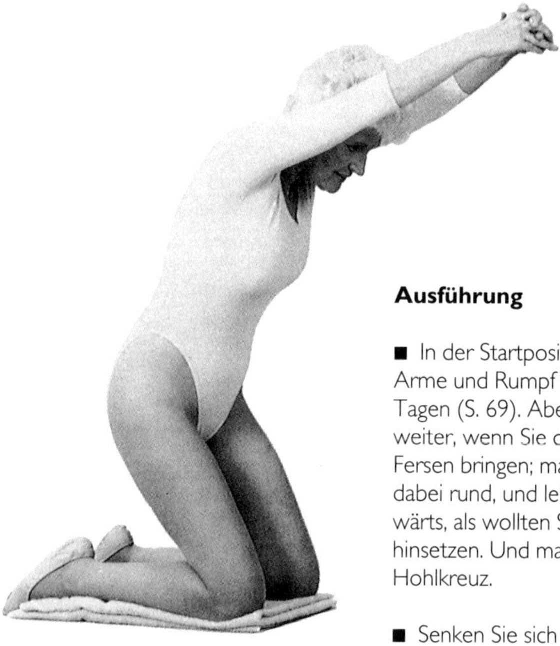

HINWEIS: Nach einigem Training brauchen Sie sich nicht mehr so weit nach vorn zu lehnen und können die Schultern weiter zurücknehmen.

Ausführung

■ In der Startposition strecken Sie Arme und Rumpf wie in den ersten Tagen (S. 69). Aber strecken Sie sich weiter, wenn Sie den Po zu den Fersen bringen; machen Sie sich dabei rund, und lehnen Sie sich vorwärts, als wollten Sie sich langsam hinsetzen. Und machen Sie kein Hohlkreuz.

■ Senken Sie sich langsam um 15-20 Zentimeter ab, straffen Sie dann den Po, kippen Sie das Becken langsam hoch. Zur Ausgangsposition zurück bewegen Sie sich wieder aus den Hüften heraus.

Achtung

- Wölben Sie den Rücken nicht.
- Wippen Sie nicht mit dem Rücken

Wiederholungen

5. Tag	6. Tag	7. Tag	8. Tag	9. Tag
3	**3**	**3**	**3**	**3**

Schenkelstraffung vorn

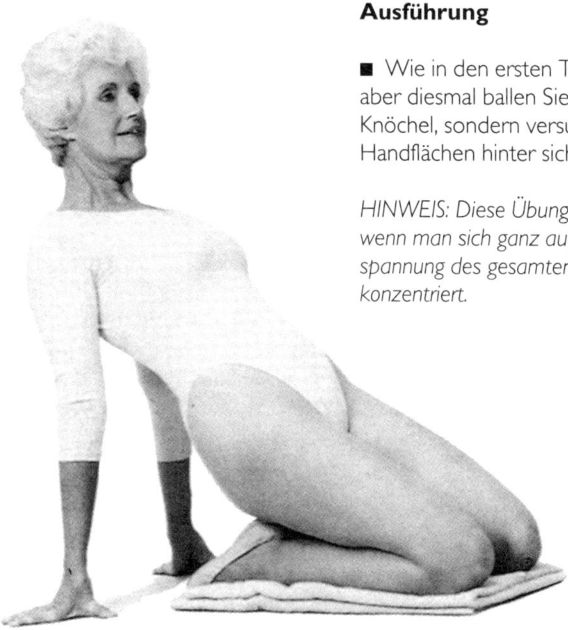

Ausführung

- Wie in den ersten Tagen (S. 71), aber diesmal ballen Sie nicht die Knöchel, sondern versuchen die Handflächen hinter sich aufzulegen.

HINWEIS: Diese Übung wird leichter, wenn man sich ganz auf die Entspannung des gesamten Körpers konzentriert.

Achtung

- Wölben Sie den Rücken nicht, und strecken Sie nicht den Bauch heraus.
- Halten Sie den Körper locker.
- Die Schultern nicht hochziehen.

Zählen Sie bis

5. Tag	6. Tag	7. Tag	8. Tag	9. Tag
20	**20**	**20**	**20**	**20**

Wirbelsäulenstreckung

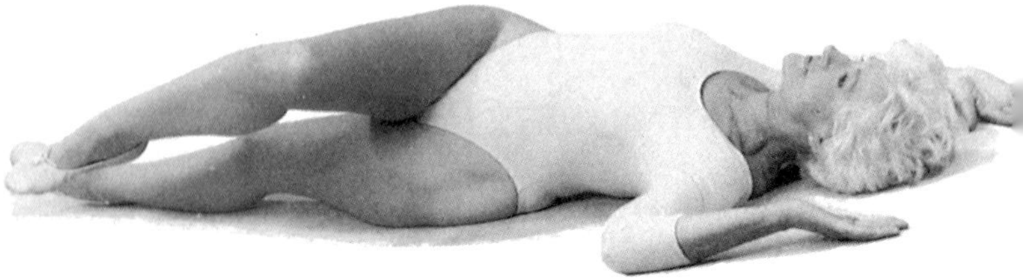

Ausführung

■ Wie in den ersten Tagen (S. 72), aber diesmal bringen Sie mit dem Knie den Fuß hinüber vor das ausgestreckte Bein. Lassen Sie den Fuß baumeln, so weit ihn die Schwerkraft herabzieht. Dann bewegen Sie das Knie dreifach verlangsamt nicht mehr als 6 Millimeter zum Boden und zurück.

■ Das gleiche üben Sie auf der anderen Seite.

HINWEIS: Achten Sie darauf, daß Schultern und Ellbogen sich nicht vom Boden lösen. Die Wirkung dieser Übung besonders auf den unteren Rücken ist am größten, wenn Sie sich mehr auf die flachen Schultern und Ellbogen als auf die Abwärtsbewegung des Knies konzentrieren!

Achtung

- Heben Sie nicht die Schultern vom Boden.
- Heben Sie nicht die Ellbogen vom Boden.
- Wenden Sie den Kopf nicht zur Seite.
- Rucken Sie nicht mit dem gebeugten Knie.
- Forcieren Sie die Streckung nicht.

Wiederholungen nach beiden Seiten

5. Tag	6. Tag	7. Tag	8. Tag	9. Tag
15	**20**	**25**	**30**	**30**

10. bis 16. Tag

Unterarmstraffung

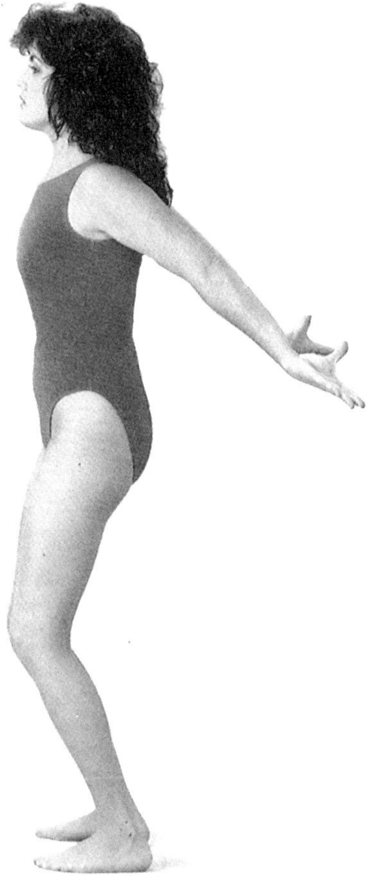

Ausführung

■ Wie in den ersten Tagen (S. 55), aber diesmal stehen Sie aufrecht mit den Füßen hüftbreit auseinander und gebeugten Knien. Versuchen Sie jeden Tag, die Arme hinten ein Stück höher zu führen und dabei auch Schultern und Kopf hinten zu lassen.

HINWEIS: Bei den ersten Versuchen werden sich Kopf und Schultern nach vorn bewegen, und Sie haben es schwer, den Po nicht herauszustrecken. Nur Geduld, Sie können bald ganz aufrecht stehen.

Achtung

- Rucken Sie mit den Armen nicht hin und her.
- Machen Sie kein Hohlkreuz, und strecken Sie auch den Bauch nicht heraus.
- Blockieren Sie nicht die Ellbogen.
- Die Schultern nicht verkrampfen.
- Die Knie nicht blockieren.

Wiederholungen

10. Tag	11. Tag	12. Tag	13. Tag	14. Tag	15. Tag	16. Tag
50	**50**	**55**	**60**	**65**	**75**	**75**

Hüftstreckung

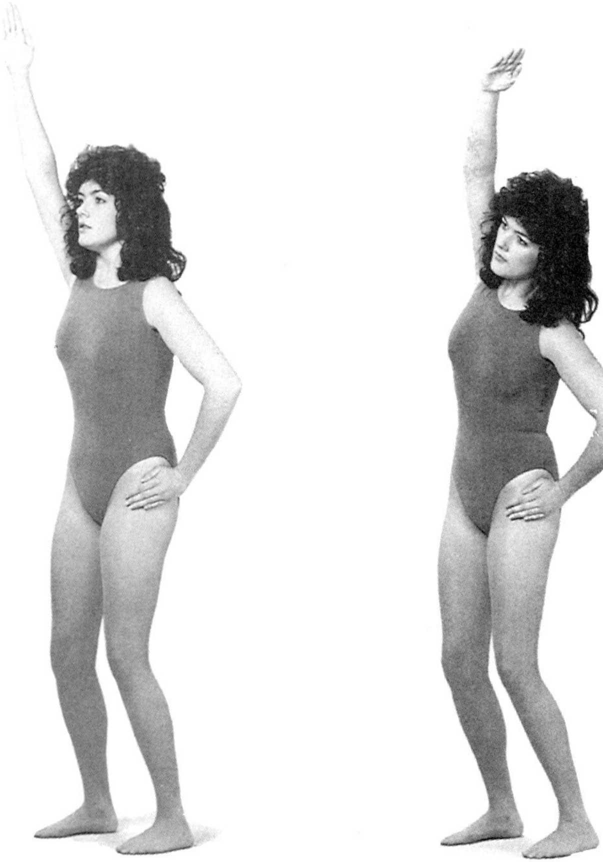

Ausführung

■ Wie in der zweiten Phase (S. 76), aber diesmal legen Sie den Arm nicht auf die Stütze, sondern plazieren die Hand direkt unterhalb der Hüfte, strecken den Ellbogen möglichst gerade zur Seite und straffen Ihre Knie ein wenig.

■ Strecken Sie den anderen Arm mit der Handfläche nach innen langsam in die Höhe. Strecken Sie sich noch weiter und hinüber zur Seite, und versuchen

Sie, Oberkörper und Arm zusammen zu bewegen. Zur Erleichterung können Sie sich etwas vorneigen. Zählen Sie wie in der zweiten Phase.

■ Beim Seitenwechsel bleibt die Hand auf der Hüfte, und Sie beugen die Knie noch tiefer. Strecken Sie weiter den rechten Arm, und führen Sie ihn in einer langsamen schweifenden Bewegung abwärts nach vorn und hinüber zur rechten Seite. Auf diese Weise vermeiden Sie, daß ein Druck auf den unteren Rücken entsteht.

■ Straffen Sie den Po, kippen Sie das Becken, und richten Sie sich langsam Wirbel für Wirbel im Rückgrat auf, während Sie den Arm senken. Dann wiederholen Sie die Übung links und schließen sie ebenso ab.

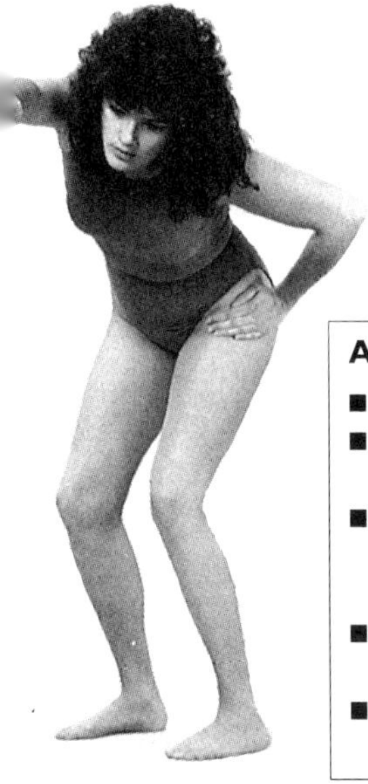

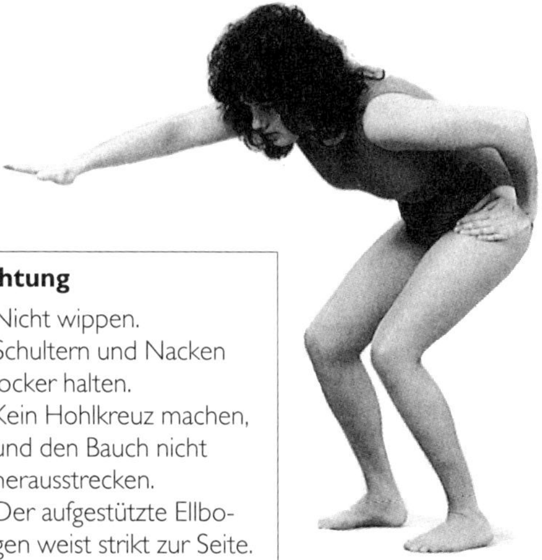

Achtung

- Nicht wippen.
- Schultern und Nacken locker halten.
- Kein Hohlkreuz machen, und den Bauch nicht herausstrecken.
- Der aufgestützte Ellbogen weist strikt zur Seite.
- Blockieren Sie nicht die Knie.

HINWEIS: Am Anfang macht es Mühe, den Arm ganz gestreckt zu halten und dabei das Becken zu kippen.

Wiederholungen nach beiden Seiten

10. Tag	11. Tag	12. Tag	13. Tag	14. Tag	15. Tag	16. Tag
50	**50**	**55**	**60**	**65**	**75**	**75**

Nackenlockerung

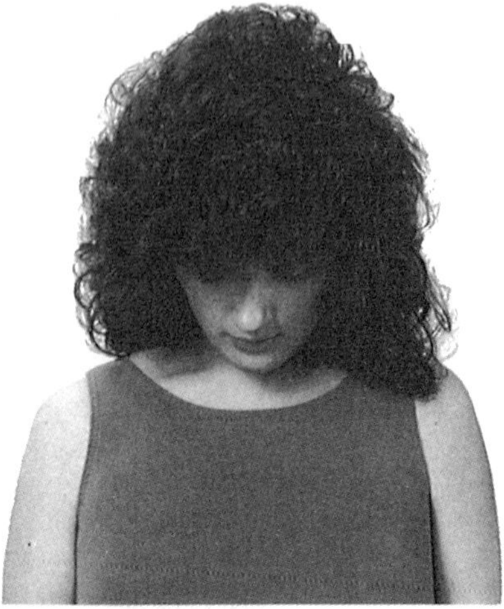
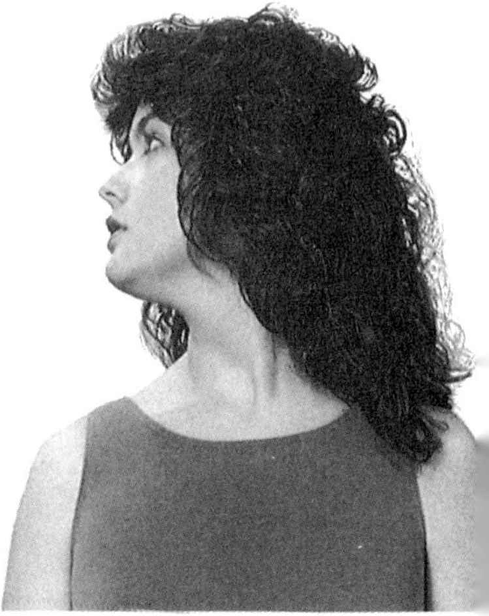

Ausführung

■ Wie in der zweiten Phase (S. 78), aber diesmal kippen Sie gleichzeitig das Becken so hoch Sie können, um die Wirbelsäule zu strecken.

Achtung

- Keine harten oder abrupten Bewegungen!
- Ziehen Sie die Schultern nicht hoch oder an.
- Nicht mit der Kinnlade verkrampfen.
- Die Knie nicht blockieren.
- Po oder Bauch nicht herausstrecken.

Wiederholungen nach beiden Seiten

10. Tag	11. Tag	12. Tag	13. Tag	14. Tag	15. Tag	16. Tag
3	**3**	**3**	**3**	**3**	**3**	**3**

Hochstreckung sitzend

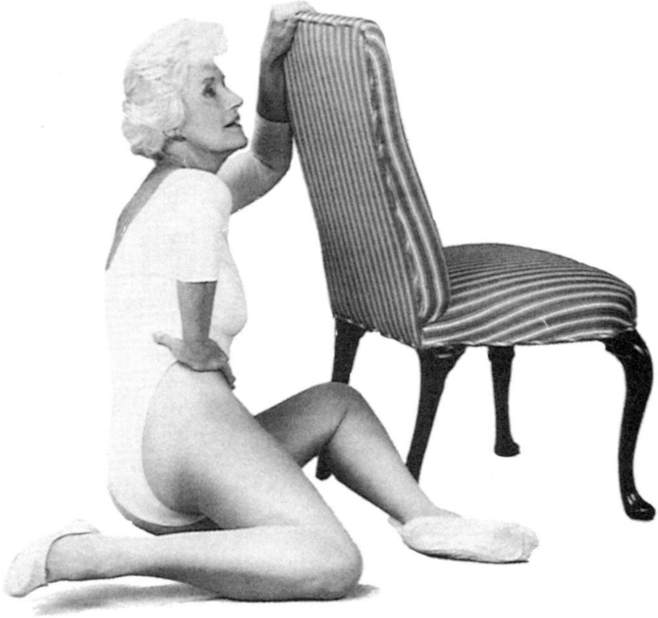

Ausführung

■ Setzen Sie sich wie in der zweiten Phase (S. 79), aber diesmal halten Sie sich mit der linken Hand an der Stütze und legen die rechte auf die rechte Hüfte.

Achtung

- ■ Den Po nicht herausstrecken.
- ■ Halten Sie den Körper und besonders die Schultern locker.
- ■ Schieben Sie den Bauch nicht vor.
- ■ Und den Rücken nicht wölben!

HINWEIS: Arbeiten Sie sich allmählich auf die empfohlene Übungszahl vor – machen Sie Pausen, wechseln Sie die Seite, ganz nach Ihrem Tempo.

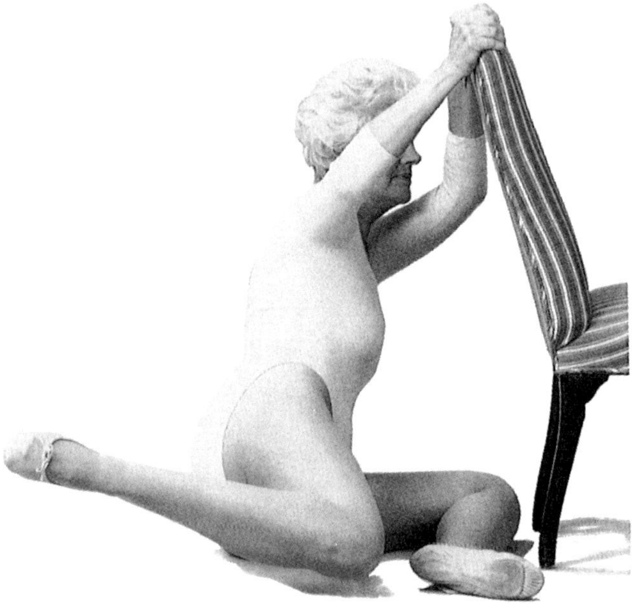

■ Drehen Sie die rechte Hüfte vorwärts, und rollen Sie sie mit der rechten Hand so weit es geht, so daß die Hüften eben und parallel zur Stütze stehen. Der rechte Fuß sollte sich dabei höher als das Knie vom Boden heben. Sonst helfen Sie mit der Hand nach.

■ Halten Sie die Hüfte in Position, wenn Sie nun die rechte Hand auf die Stütze legen. Lehnen Sie sich so weit wie nötig zur Gegenseite, und heben Sie das rechte Knie in einer Linie mit der Hüfte bis zu 10 Zentimeter empor.

■ Der Fuß steht höher als das Knie, das Sie jetzt um 6-12 Millimeter zurück und vor bewegen. Es darf dabei nicht vor die Startposition geraten! Nach den Wiederholungen senken Sie das Bein langsam zu Boden.

■ Wechseln Sie auf die andere Seite.

Wiederholungen nach beiden Seiten						
10. Tag	11. Tag	12. Tag	13. Tag	14. Tag	15. Tag	16. Tag
50	**55**	**60**	**65**	**70**	**75**	**75**

Seitstreckung sitzend

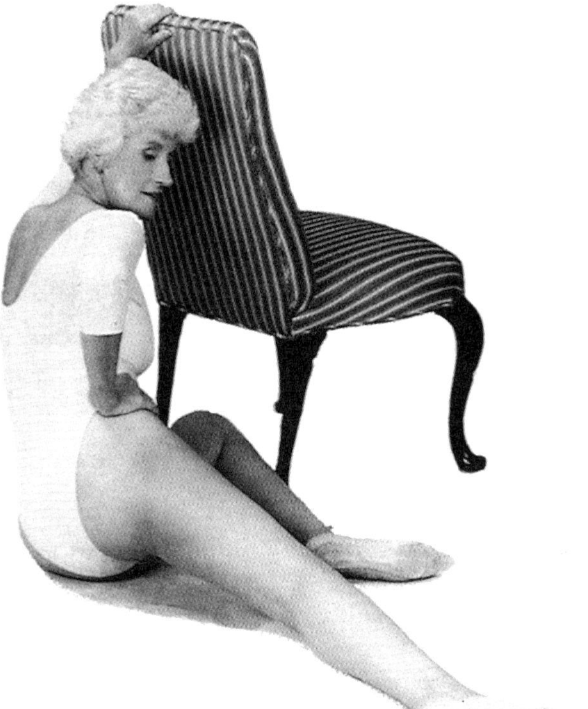

Ausführung

■ Sie setzen sich wie bei der zweiten Phase (S. 81), diesmal aber legen Sie die linke Hand auf die parallele Stütze und plazieren den Fuß weiter vom Körper. Mit der rechten Hand rollen Sie die rechte Hüfte sanft nach vorn.

■ Dann ergreifen Sie die Stütze mit beiden Händen und lehnen sich so weit zur Seite, daß Sie das Bein 3-8 Zentimeter anheben – und fahren mit weit gestrecktem Bein fort wie gewohnt.

■ Üben Sie auf beiden Seiten.

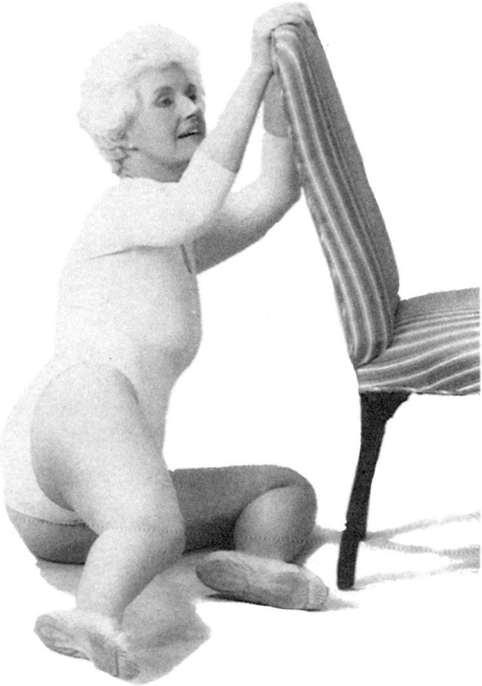

HINWEIS: Passen Sie auf, daß Ihr Bein in einer Linie mit der Hüfte direkt zur Seite gestreckt ist. Man neigt dazu, es etwas vorwärts zu führen, aber das bringt nicht das gewünschte Ergebnis.

Achtung

- Strecken Sie den Bauch nicht heraus.
- Wölben Sie nicht das Kreuz.
- Verspannen Sie weder Nacken noch Schultern.
- Blockieren Sie nicht die Knie.

Wiederholungen nach beiden Seiten						
10. Tag	11. Tag	12. Tag	13. Tag	14. Tag	15. Tag	16. Tag
50	**55**	**60**	**65**	**70**	**75**	**75**

Beckenrotation

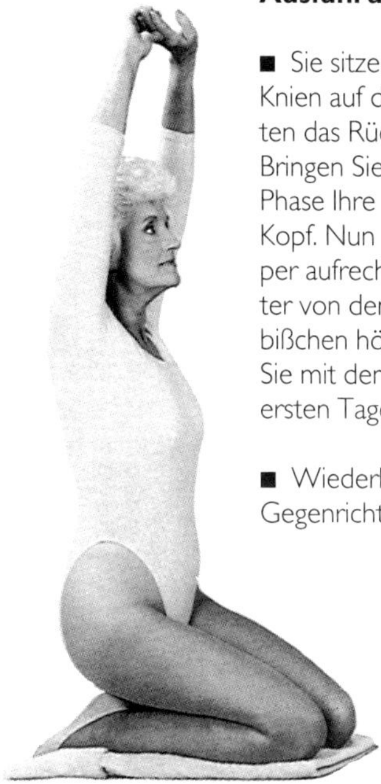

Ausführung

■ Sie sitzen mit geschlossenen Knien auf den Fersen und halten das Rückgrat gestreckt. Bringen Sie wie bei der zweiten Phase Ihre Arme über den Kopf. Nun heben Sie den Körper aufrecht etwa 10 Zentimeter von den Fersen – oder ein bißchen höher. Dann rotieren Sie mit dem Becken wie in den ersten Tagen (S. 66).

■ Wiederholen Sie das in der Gegenrichtung.

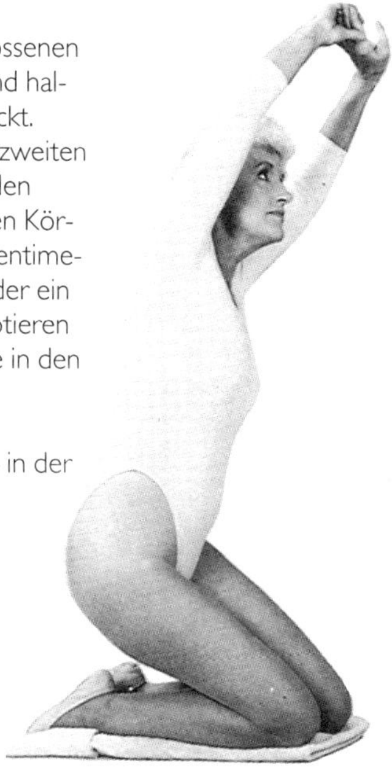

HINWEIS: Es ist wichtig, daß Sie nur nach Ihrem eigenen Tempo vorgehen – scheuen Sie keine Verschnaufpausen.

Achtung

- Kein Hohlkreuz machen!
- Und den Bauch nicht herausstrecken.
- Versuchen Sie nicht zu viel zu schnell.

Wiederholungen in beide Richtungen

10. Tag	11. Tag	12. Tag	13. Tag	14. Tag	15. Tag	16. Tag
4	**4**	**4**	**4**	**4**	**4**	**4**

Beckenschaufel

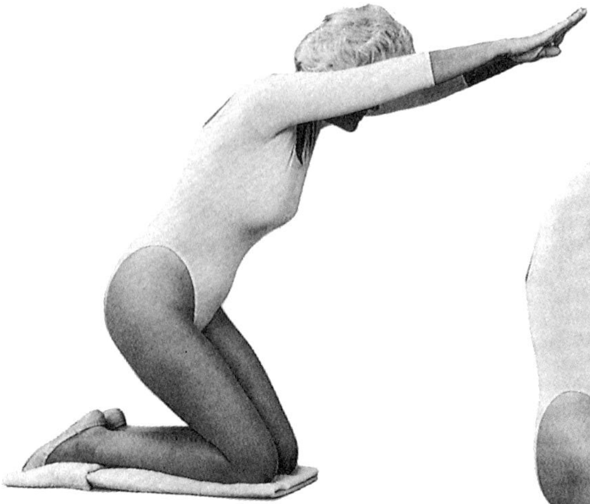

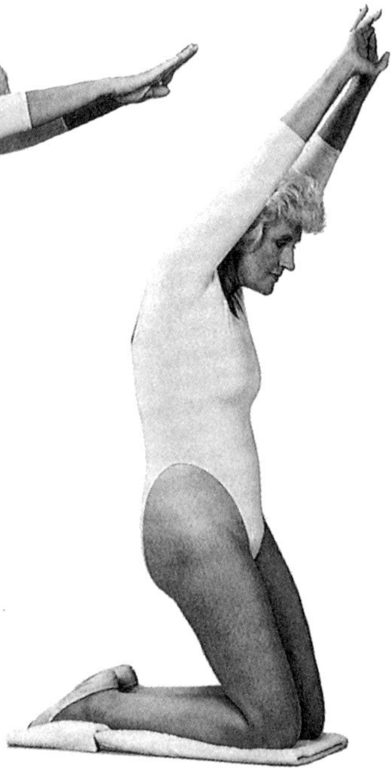

Ausführung

■ Wie in der zweiten Phase (S. 84), doch mit geschlossenen Knien. Senken Sie den Körper um 15-20 Zentimeter.

HINWEIS: Nach einiger Übung werden Ihre Bewegungen flüssiger. Sie werden die Knie dann leicht zusammenhalten und die Wadenmuskeln richtig entspannen können.

Achtung

- ■ Wölben Sie nicht den Rücken.
- ■ Reißen Sie nicht das Becken hoch.

Wiederholungen

10. Tag	11. Tag	12. Tag	13. Tag	14. Tag	15. Tag	16. Tag
4	**4**	**4**	**4**	**4**	**4**	**4**

Schenkelstraffung vorn

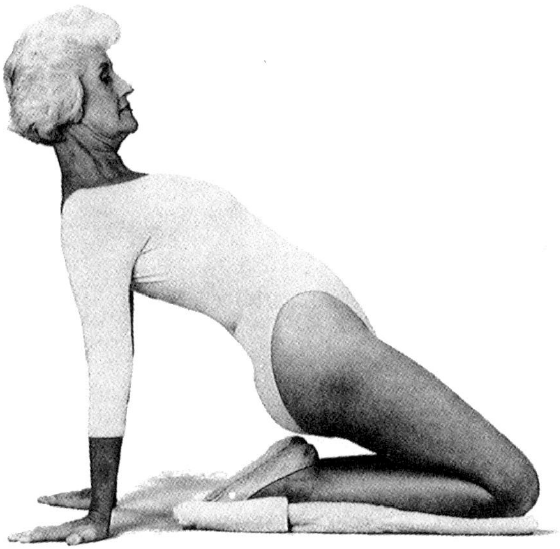

Ausführung

■ Wie in der zweiten Phase (S. 85). Wenn Sie sich genug gestreckt haben und ein leichtes Ziehen in den Schenkeln spüren, kippen Sie das Becken noch höher und heben den Po höchstens 2 Zentimeter von den Fersen. Und dann zählen Sie.

■ Entspannen Sie den Po, und senken Sie sich sanft wieder auf die Fersen. Den ganzen Körper entspannen.

Achtung

■ Das Kreuz nicht wölben, und den Bauch nicht herausdrücken.
■ Lassen Sie den Kopf nicht zurückfallen.
■ Den Körper locker halten.
■ Schultern nicht hochziehen, Nacken nicht verspannen.

Zählen Sie bis

10. Tag	11. Tag	12. Tag	13. Tag	14. Tag	15. Tag	16. Tag
30	**30**	**30**	**30**	**30**	**30**	**30**

Wirbelsäulenstreckung

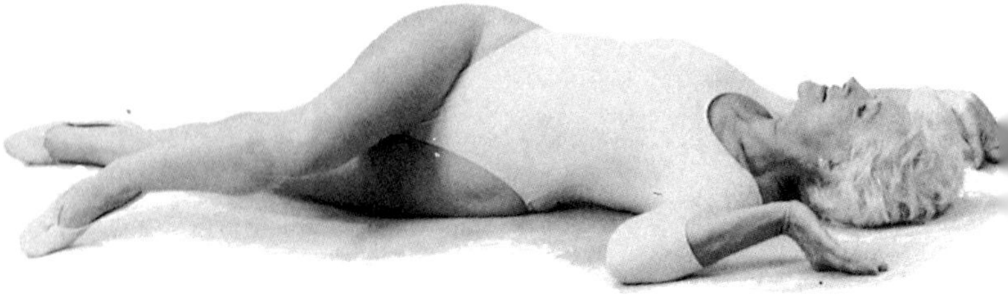

Ausführung

■ Wie in der zweiten Phase (S. 86), doch versuchen Sie, den rechten Zeh zu Boden zu bringen. Dann bewegen Sie das Knie wie gewohnt einen halben Zentimeter zum Boden und zurück.

■ Das gleiche auf der anderen Seite üben.

HINWEIS: Wenn sich Ihre Muskeln erst einmal strecken, werden Sie diese Übung richtig genießen!

Achtung

- Heben Sie die Schultern nicht vom Boden.
- Heben Sie die Ellbogen nicht vom Boden.
- Wenden Sie den Kopf nicht zur Seite.
- Bewegen Sie das gebeugte Knie nicht ruckartig.
- Forcieren Sie die Streckung nicht.

Wiederholungen nach beiden Seiten

10. Tag	11. Tag	12. Tag	13. Tag	14. Tag	15. Tag	16. Tag
30	**35**	**35**	**35**	**40**	**40**	**40**

17. bis 30. Tag

Unterarmstraffung

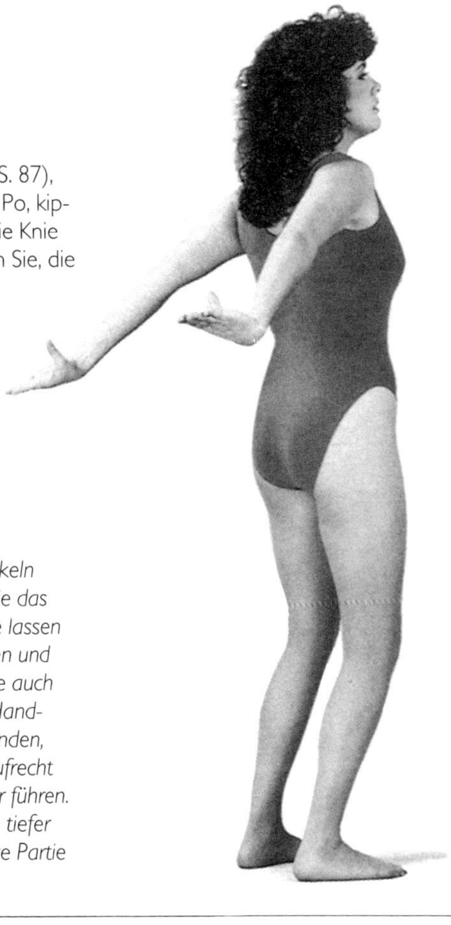

Ausführung

■ Wie in der dritten Phase (S. 87), aber diesmal straffen Sie den Po, kippen das Becken und halten die Knie nur leicht gebeugt. Versuchen Sie, die Arme noch höher zu halten.

HINWEIS: Je kräftiger die Muskeln werden, desto höher können Sie das Becken kippen. Auch die Arme lassen sich dann leichter gerade halten und die Ellbogen gestreckt. Weil Sie auch die Arme besser drehen und Handgelenke und Hände weiter wenden, können Sie dann auch ganz aufrecht stehend die Arme hinten höher führen. Dadurch arbeiten die Muskeln tiefer und lockern gründlich die ganze Partie zwischen den Schulterblättern.

Achtung

- Führen Sie die Arme nicht ruckweise zurück und vor.
- Machen Sie kein Hohlkreuz, strecken Sie den Bauch nicht heraus.
- Die Ellbogen nicht blockieren.
- Die Schultern nicht verspannen.
- Und die Knie nicht blockieren.

Wiederholungen						
17. Tag	18. Tag	19. Tag	20. Tag	21. Tag	22. Tag	23.–30. Tag
60	**70**	**75**	**75**	**75**	**75**	**75**

Hüftstreckung

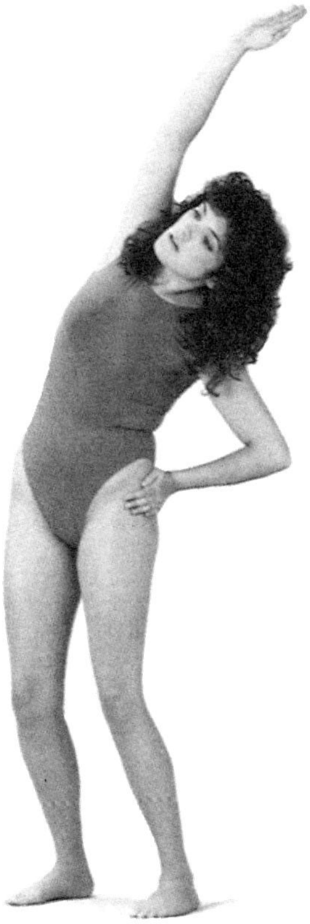

Ausführung

- Wie in der dritten Phase (S. 88). Sie stehen aufrecht, straffen den Po und kippen das Becken noch mehr, ehe Sie sich zur anderen Seite neigen. Halten Sie den ausgestreckten Arm dicht am Ohr.

- Nach beiden Seiten üben.

HINWEIS: Ihre Muskeln werden kräftiger, und darum können Sie das Becken besser kippen und sich weiter zur Seite neigen. Allmählich sind Sie imstande, die Beine gerade und dennoch entspannt zu halten und die Arme direkt am Ohr gerade zu strecken. Auch die großartige Dehnung in der Wirbelsäule spüren Sie immer deutlicher.

Achtung
- Nicht wippen.
- Schultern und Nacken nicht anspannen.
- Bitte kein Hohlkreuz, und den Bauch nicht heraus!
- Der aufgestützte Ellbogen zeigt stets zur Seite.
- Nicht in den Knien blockieren.

Wiederholungen nach beiden Seiten

17. Tag	18. Tag	19. Tag	20. Tag	21. Tag	22. Tag	23.–30. Tag
60	**70**	**75**	**75**	**75**	**75**	**75**

Nackenlockerung

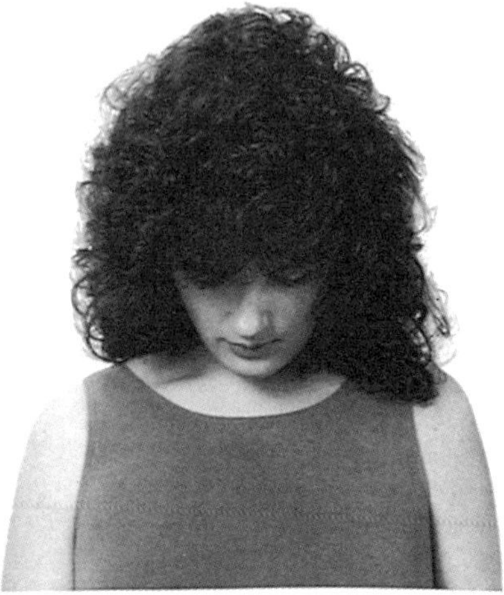
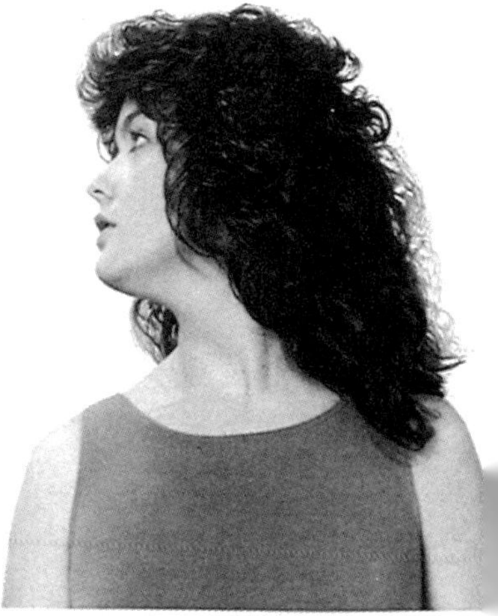

Ausführung

■ Wie in der dritten Phase (S. 90). Versuchen Sie, das Becken noch besser zu kippen und die Knie weniger zu beugen.

Achtung

- Keine harten und abrupten Bewegungen.
- Die Schultern nicht hochziehen oder anspannen.
- Die Kinnlade nicht verkrampfen.
- Die Knie nicht blockieren.
- Den Bauch nicht herausstrecken, das Kreuz nicht wölben.

Wiederholungen nach beiden Seiten						
17. Tag	18. Tag	19. Tag	20. Tag	21. Tag	22. Tag	23.–30. Tag
3	**3**	**3**	**3**	**3**	**3**	**3**

Hochstreckung sitzend

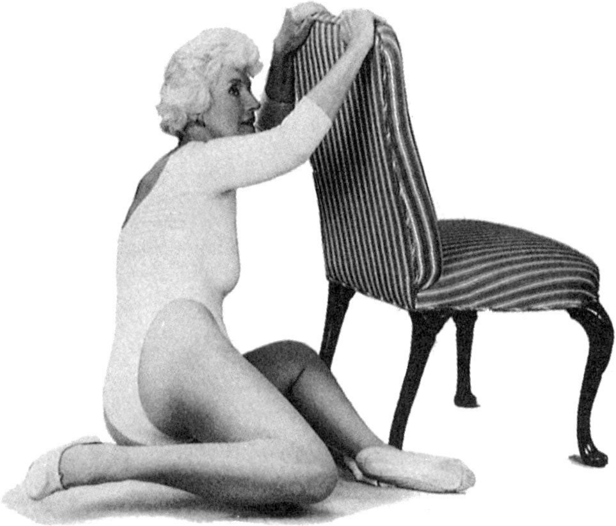

Ausführung

■ Wie in der dritten Phase (S. 91), doch versuchen Sie, aufrechter zu sitzen und sich weniger zur Seite zu lehnen. Bei dem Übungsbein steht der Fuß nicht höher als das Knie, dann arbeiten die Gesäßmuskeln intensiver.

HINWEIS: Sie können besser aufrecht sitzen, weil Ihre Muskeln kräftiger geworden sind. Deshalb müssen Sie auch kaum noch der Hüfte mit der Hand nachhelfen, und Ihr Bein wird allmählich federleicht!

Achtung

- Strecken Sie den Po nicht heraus.
- Halten Sie den Körper und besonders die Schultern locker.
- Den Bauch nicht vorschieben!
- Den Rücken nicht wölben.

Wiederholungen nach beiden Seiten

17. Tag	18. Tag	19. Tag	20. Tag	21. Tag	22. Tag	23.–30. Tag
75	**85**	**95**	**100**	**100**	**100**	**100**

Seitstreckung sitzend

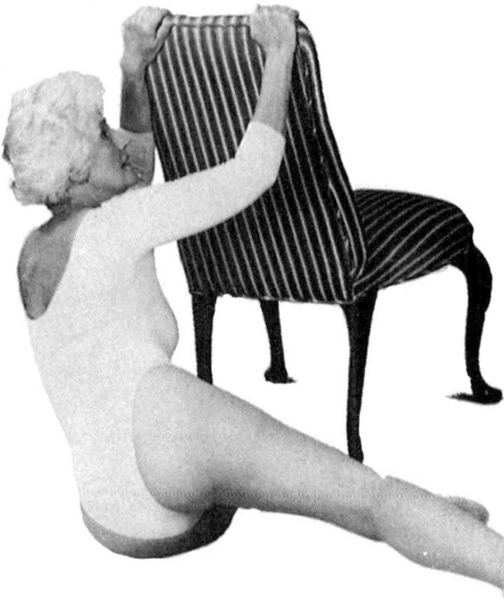

Ausführung

■ Wie in der dritten Phase (S. 93). Drehen Sie die Hüfte noch weiter vor, sitzen Sie aufrecht, halten Sie das Übungsbein gerade. Wenden Sie es so stark, daß Knie und Zehen zum Boden zeigen – dann arbeiten die Pomuskeln stärker.

HINWEIS: Wenn Sie feststellen sollten, daß Ihr unterer Rücken beansprucht wird, müssen Sie den oberen Rücken und die Schultern rund machen, um die Wirbelsäule zu straffen.

Achtung

- ■ Den Bauch nicht vorschieben.
- ■ Den Rücken nicht hohl machen.
- ■ Den Rumpf nicht vorlehnen.
- ■ Die Knie nicht blockieren.
- ■ Nacken und Schultern nicht verspannen.

Wiederholungen nach beiden Seiten						
17. Tag	18. Tag	19. Tag	20. Tag	21. Tag	22. Tag	23.–30. Tag
75	**85**	**95**	**100**	**100**	**100**	**100**

Beckenrotation

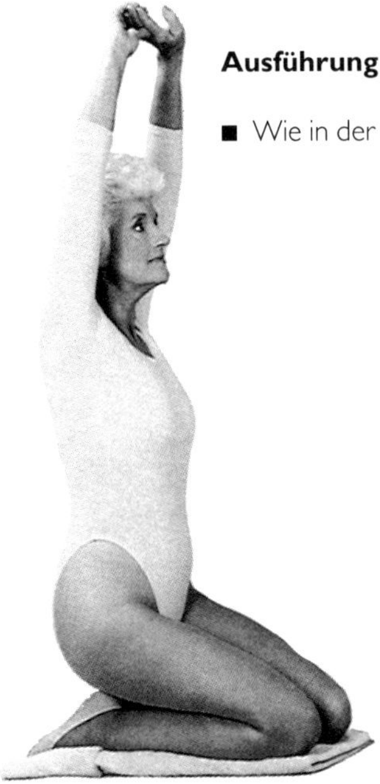

Ausführung

- Wie in der dritten Phase (S. 95).

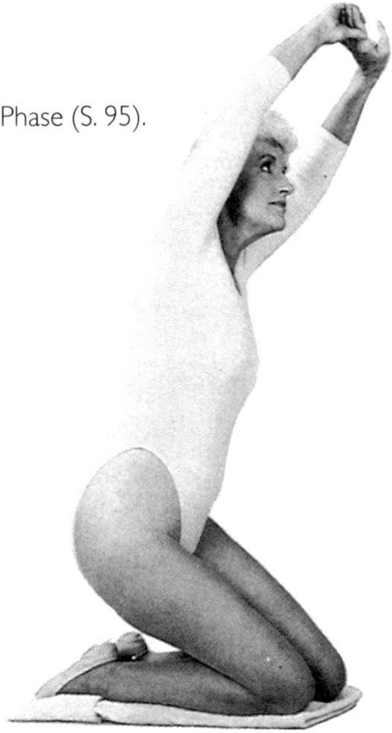

HINWEIS: Je kräftiger Sie werden, desto weiter können Sie Ihren Körper senken und desto leichter fällt Ihnen das Kreisen. Bald werden Sie den Körper nur noch Zentimeter von den Fersen heben. Die Rotationen werden immer glatter und schneller, die Hüften schlagen weiter aus, und das Becken kippt höher. Bei so viel Flexibilität und Bewegungsspiel schaffen Sie leicht auch mehr Wiederholungen!

Achtung

- Wölben Sie den Rücken nicht.
- Strecken Sie den Bauch nicht heraus!
- Versuchen Sie nicht zu viel zu schnell.

Wiederholungen in beide Richtungen

17. Tag	18. Tag	19. Tag	20. Tag	21. Tag	22. Tag	23.–30. Tag
5	**5**	**5**	**5**	**5**	**5**	**5**

Beckenschaufel

Ausführung

■ Wie in der dritten Phase (S. 96). Senken Sie den Po, bis Sie Ihre Fersen berühren. Straffen Sie dann die Gesäßmuskeln, und kippen Sie langsam das Becken hoch.

■ Versuchen Sie, Körper und Arme gerade hochzustrecken. Bei der Rückkehr in die Ausgangsposition pressen Sie die Knie zusammen, damit die Beinmuskeln stärker arbeiten.

HINWEIS: Durch Üben werden Sie sich so weit steigern, daß dies zu einer einzigen fließenden und anmutigen Bewegungsfolge wird!

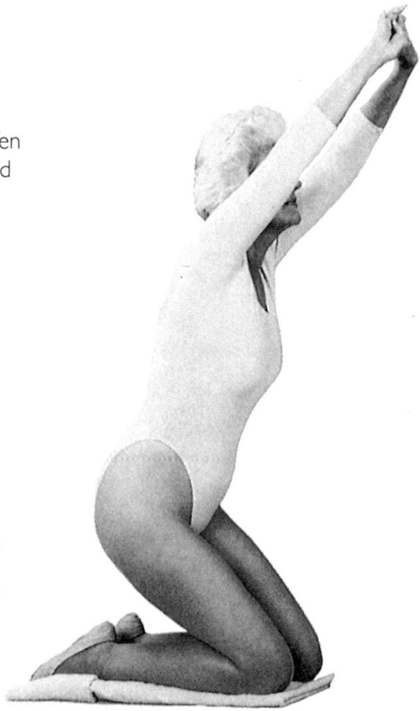

Achtung

- Den Rücken nicht wölben.
- Rucken Sie das Becken nicht hoch.
- Halten Sie die Knie zusammen.

Wiederholungen

17. Tag	18. Tag	19. Tag	20. Tag	21. Tag	22. Tag	23.–30. Tag
5	**5**	**5**	**5**	**5**	**5**	**5**

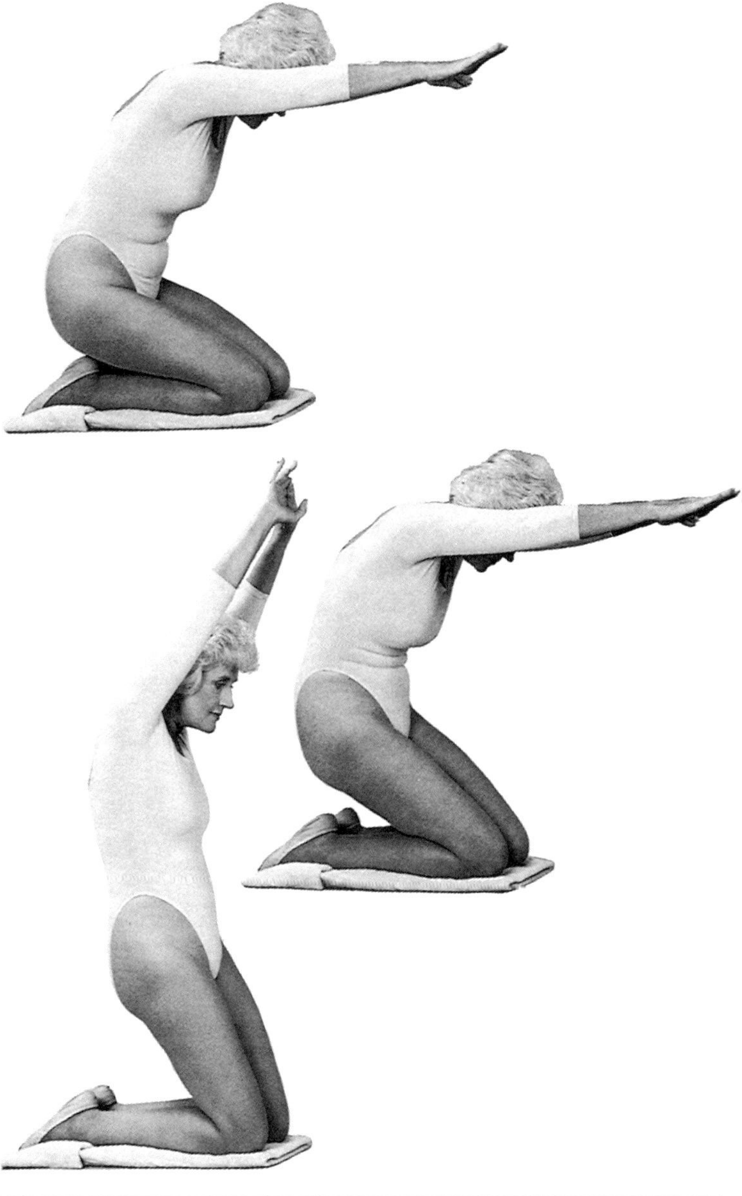

Schenkelstraffung vorn

Ausführung

■ Wie in der dritten Phase (S. 97). Zählen Sie bis zehn. Dann kippen Sie das Becken noch mehr und heben den Körper um einen Zentimeter an.

■ Dreifach verlangsamt heben Sie dann sanft das Becken 6-12 Millimeter auf und ab. Entspannen Sie den Po, und setzen Sie sich sacht wieder auf die Fersen.

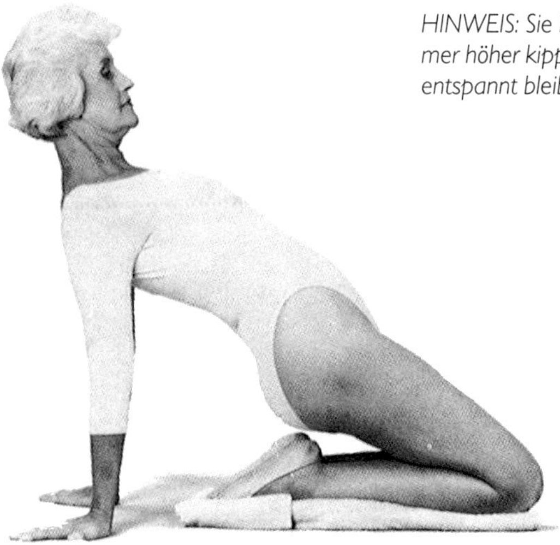

HINWEIS: Sie können das Becken immer höher kippen und trotzdem ganz entspannt bleiben.

Achtung

- ■ Machen Sie kein Hohlkreuz, strecken Sie den Bauch nicht heraus.
- ■ Lassen Sie den Kopf nicht zurückfallen.
- ■ Halten Sie den Körper locker.
- ■ Die Schultern nicht hochziehen.

Wiederholungen (zählen Sie jeweils bis10)

17. Tag	18. Tag	19. Tag	20. Tag	21. Tag	22. Tag	23.–30. Tag
20	**20**	**20**	**20**	**30**	**30**	**40**

Wirbelsäulenstreckung

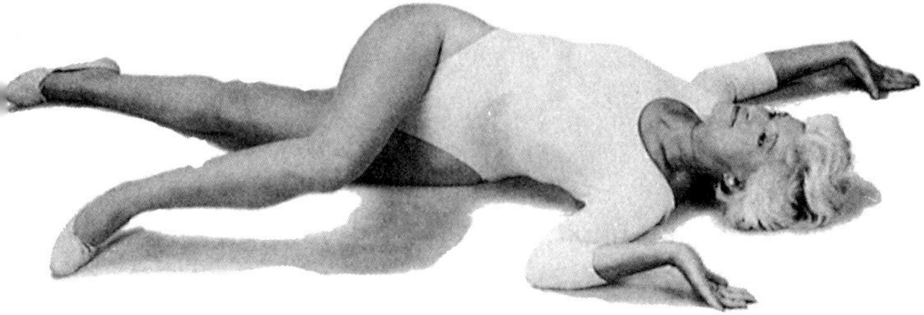

Ausführung

■ Wie in der dritten Phase (S. 98). Bringen Sie das Knie möglichst nah zum Boden, halten Sie das linke Bein gerade vor sich zu Boden gestreckt.

■ Üben Sie auf beiden Seiten.

HINWEIS: Die Beweglichkeit wächst, und das gebeugte Knie senkt sich immer tiefer, bis es schließlich den Boden erreicht.

Achtung

- Heben Sie nicht die Schultern vom Boden.
- Heben Sie nicht die Ellbogen vom Boden.
- Wenden Sie den Kopf nicht zur Seite.
- Rucken Sie nicht im gebeugten Knie.
- Erzwingen Sie nichts.

Wiederholungen nach beiden Seiten

17. Tag	18. Tag	19. Tag	20. Tag	21. Tag	22. Tag	23.–30. Tag
40	**45**	**45**	**45**	**45**	**45**	**50**

Höhe der Zeit –
ganzen Körper

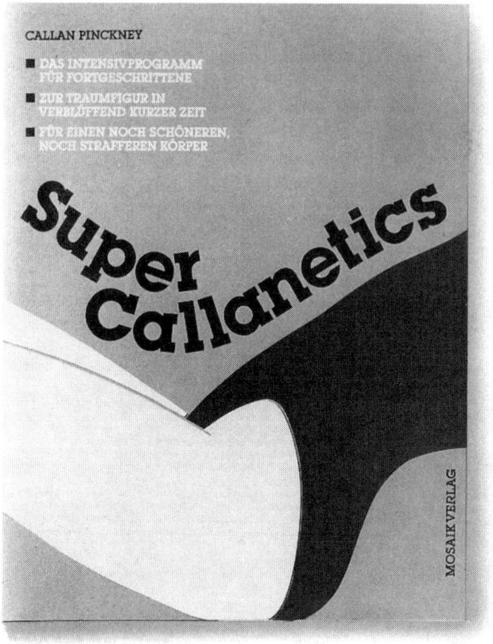

Callan Pinckney
SuperCallanetics
Das Intensivprogramm für Fortgeschrittene
Zur Traumfigur in verblüffend kurzer Zeit
Für einen noch schöneren, noch strafferen Körper
159 Seiten, 80 s/w-Fotos
ISBN 3-576-10141-1

Mosaik
Die neuen Seiten des Lebens